Cómo prevenir y sanar la hipertensión

Medidas efectivas para su control
y tratamiento

Dr. Hans-Dieter Faulhaber

Cómo prevenir y sanar la hipertensión

Medidas efectivas para su control y tratamiento

Traducido por Paula Torrado Reyes

alternativas

ROBIN BOOK

Si usted desea que le mantengamos informado de nuestras publicaciones, sólo tiene que remitirnos su nombre y dirección, indicando qué temas le interesan, y gustosamente complaceremos su petición.

Ediciones Robinbook
información bibliográfica
C/ Indústria 11 (Pol. Ind. Buvisa)
08329 – Teià (Barcelona)
e-mail: info@robinbook.com

www.robinbook.com

Título original: *Bluthochdruck*
© 2002, Südwest Verlag, a division of Verlagsgruppe Random House GmbH, München, Germany
This book was negotiated through Ute Körner Literary Agent, S.L., Barcelona
© 2007, Ediciones Robinbook, s. l., Barcelona
Diseño de cubierta: Regina Richling
Producción y compaginación: MC producció editorial
ISBN: 978-84-7927-875-5
Depósito legal: B-6.894-2007
Impreso por Limpergraf, Mogoda, 29-31 (Can Salvatella), 08210 Barberà del Vallès

Impreso en España - *Printed in Spain*

Regulación normal de la presión arterial

La presión arterial es una magnitud dinámica que varía de forma constante. Garantiza la circulación de la sangre por todos los órganos del cuerpo y está determinada, principalmente, por la función de bombeo del corazón y la amplitud de los vasos sanguíneos. Los centros del cerebro y los sistemas hormonales regulan el nivel de presión arterial y lo ajustan a las diferentes situaciones de carga y a la necesidad metabólica concreta del organismo.

Factores que determinan los valores de presión arterial

Para poder entender cómo se alcanza un nivel de presión arterial determinado, es importante conocer la estructura y el funcionamiento del sistema cardiovascular. El corazón y los vasos sanguíneos desempeñan básicamente una función de transporte. Llevan la sangre, que es la portadora del oxígeno necesario para la vida, de otros nutrientes, de productos que se originan en el metabolismo y que están destinados a su eliminación, de los anticuerpos, así como de las hormonas esenciales para la regulación de funciones corporales, a través del organismo. Para garantizar la circulación por todos los órganos, es necesario que exista una presión determinada, de forma análoga a lo que ocurre en los sistemas de tubería destinados al transporte de líquidos. El corazón, en su calidad de órgano central de bombeo del sistema cardiovascular, genera dicha presión.

Circulación sanguínea

El corazón, un órgano hueco compuesto de dos aurículas y dos ventrículos, se encarga de mantener la circulación de la sangre. Si se empieza con la explicación de la circulación sanguínea desde el ventrículo izquierdo (véase el gráfico de la página siguiente), la presión en dicho ventrículo aumenta considerablemente tan pronto como el corazón se contrae. Entonces, la sangre contenida den-

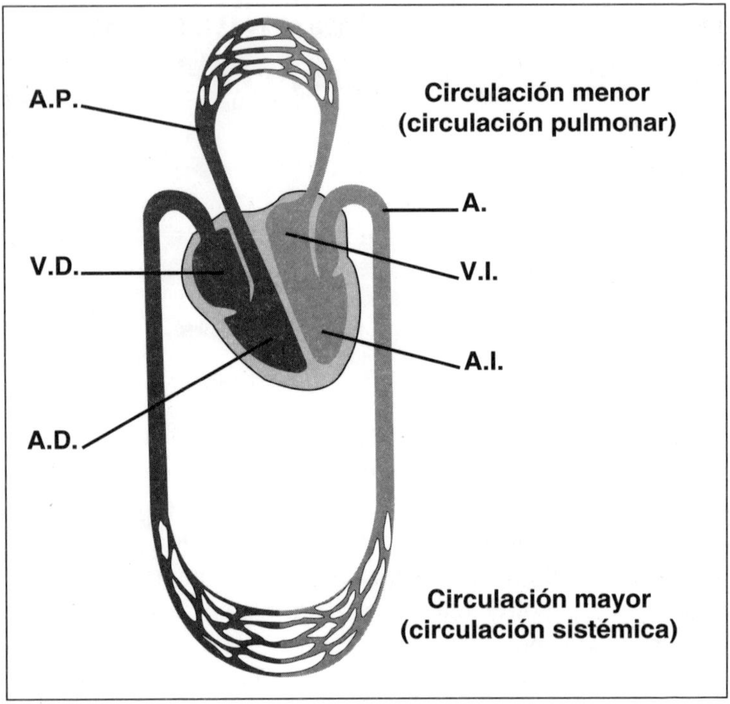

El gráfico representa un esquema de la circulación sanguínea. (A.D. = aurícula derecha; V.D. = ventrículo derecho; A.I. = aurícula izquierda; V.I. = ventrículo izquierdo; A.P. = arteria pulmonar; A. = aorta).

tro es bombeada hasta llegar a la arteria mayor del cuerpo, la aorta, pasando a través de la válvula cardíaca abierta a dicha arteria, la válvula aórtica. Durante este incremento de presión, la válvula cardíaca que va a la aurícula izquierda se cierra, a fin de evitar un reflujo de la sangre. De esta manera, la sangre entra en la aorta, desde donde parten las arterias hacia cada una de las zonas del cuerpo y los sistemas de órganos. Las arterias se vuelven a ramificar hasta convertirse finalmente en vasos más finos, los capilares. Aquí tiene lugar la verdadera función de alimentación de la sangre: por un lado, la entrega de oxígeno y nutrientes al tejido y, por el otro, la toma de productos de deshecho provenientes del metabolismo de las células, que serán transportados a los órganos de eliminación, como riñones e hígado, y también al pulmón.

La sangre de los capilares se acumula en pequeñas venas que conducen la sangre cargada con residuos a arterias mayores. Éstas desembocan finalmente configurando vena cava mayor en la aurícula derecha. Desde allí, la sangre llega al ventrículo derecho que bombea hacia la circulación pulmonar siguiendo el ciclo cardíaco descrito para el ventrículo izquierdo (el reflujo en la aurícula derecha se evita igualmente mediante la entrada en funcionamiento de la válvula cardíaca situada en medio).

La sangre toma oxígeno en el pulmón y entrega dióxido de carbono. Desde el pulmón, la sangre refluye a la aurícula izquierda y de allí al ventrículo izquierdo. De esta forma, se completa la circulación.

Presión arterial en diferentes segmentos del sistema circulatorio

Si se contrae el miocardio, se reduce automáticamente el espacio interior, es decir, el ventrículo, y la presión dentro éste aumenta. Por regla general, en el ventrículo izquierdo se genera una presión correspondiente a unos 120 milímetros de mercurio (120 mmHg). Ésta se denomina presión arterial sistólica, puesto que aparece durante la fase de actividad del miocardio, el denominado sístole (véase gráfico en la página siguiente). A esta fase le sigue una fase de recuperación del corazón, la diástole. Normalmente, al relajarse la musculatura del corazón, la presión dentro del ventrículo se reduce hasta cero, siendo otra la presión diastólica en los vasos sanguíneos mayores. Debido a su elasticidad, la aorta recibe sangre, se ensancha y almacena de esta forma energía que mantiene, también en la fase de recuperación del corazón, una presión diastólica de aproximadamente 70 hasta 80 mmHg y posibilita un flujo sanguíneo continuo, pero que cambia de forma rítmica. Todas las arterias más pequeñas participan, asimismo, en la regulación de la presión. Su sección transversal determina la resisten-

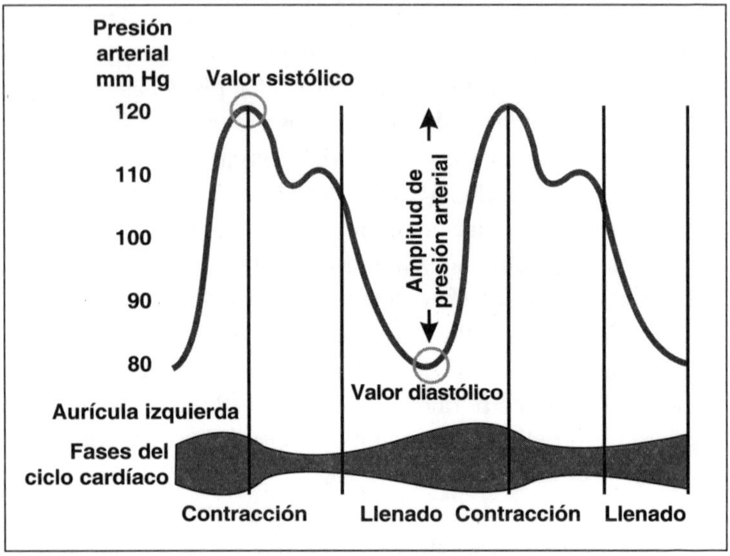

El gráfico muestra la presión sistólica y diastólica en función del ciclo cardíaco.

cia y, con ello, el desarrollo de la presión. La presión en las arterias (capilares) se reduce cuanto más se ramifican éstas, puesto que se hace mayor la sección transversal total en la extensa red de vasos sanguíneos que alimentan el conjunto del cuerpo. En aquellos capilares en los que tiene lugar un intercambio de oxígeno y nutrientes con el tejido, la presión es de aproximadamente 32 mmHg, en la parte venosa de la red de capilares se reduce hasta alcanzar unos 12 mmHg y en las grandes venas hasta llegar a cero (véase gráfico de la página siguiente).

Sistemas que regulan la circulación sanguínea

El sistema nervioso y las hormonas regulan la presión en cada uno de los segmentos de las arterias según sean las necesidades

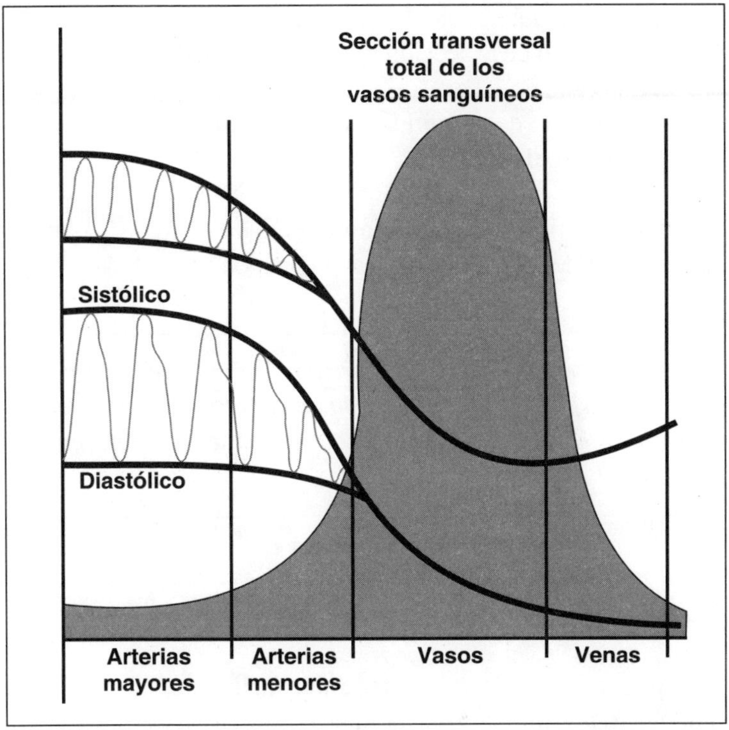

El gráfico representa el comportamiento de la presión arterial en diferentes segmentos del sistema circulatorio.

(p. ej., en caso de carga corporal). Por regla general, oscila en base a varios factores dentro de un ámbito limitado. Como prácticamente todas las magnitudes funcionales del organismo humano, la presión arterial también está sometida a un biorritmo. De esta manera, la curva típica del desarrollo de la presión arterial en función de cada momento del día muestra una bajada de la presión a primera hora de la tarde y durante la noche (en general relacionada con una disminución del rendimiento). Determinados sistemas de regulación son responsables del control del desarrollo de la presión sanguínea en el cuerpo humano. Ésta puede subir directamente por tres factores:

- Aumento del trabajo del corazón.
- Reducción de la sección transversal total de los vasos sanguíneos.
- Incremento de la cantidad de sangre que circula por el sistema vascular.

Una modificación contraria de estas magnitudes da lugar indefectiblemente a una bajada de la presión arterial.

La presión arterial sistólica se corresponde con la fase activa del corazón, la presión diastólica con la fase de recuperación. La diferencia entre la presión sistólica y la diastólica se denomina amplitud de presión arterial.

Presentación simple de un modelo

Este principio puede explicarse muy fácilmente en base a un modelo muy simple: Una bomba con un sistema de tubería cerrado representaría en este caso la circulación sanguínea. La presión depende del rendimiento de la bomba, de la sección transversal del sistema de tuberías y del caudal del líquido circulante. En el organismo, la regulación de la presión arterial se consigue mediante la modificación de la amplitud de los vasos sanguíneos (sección transversal de la tubería) y el rendimiento del corazón (bomba). Cuando las pequeñas arterias están contraídas o el corazón bombea más sangre por minuto en el circuito, la presión arterial aumenta. La regulación del desarrollo de la presión arterial, es decir, por una parte el mantenimiento constante dentro de un ámbito determinado y, por otra, el ajuste a ciertas condiciones, tiene lugar en un sistema dinámico. En la aorta y las arterias carótidas se encuentran sensores endógenos, los denominados barorreceptores, que transmiten información sobre el nivel actual de presión a los centros vasculares del cerebro responsables de la regulación de la presión arterial. Desde aquí, se lleva a cabo, si fuera necesario en base a la información recibida, una corrección del desarrollo de la presión por medio del sistema nervioso. Los estímulos nerviosos, transmitidos a las arterias a través de las neuronas, contraen o dilatan los vasos sanguíneos, inhiben o potencian el ciclo cardíaco, aumentando o disminuyendo de esta manera la presión arterial.

La unión entre centros con actividad vascular del cerebro y el sistema cardiovascular constituye básicamente el denominado sistema vegetativo o autónomo, responsable del control instintivo de funciones orgánicas importantes, como por ejemplo, la correspondiente al corazón, a la respiración o a los órganos digestivos.

> **!** La presión arterial es una magnitud dinámica que varía de forma constante, dentro de ciertos márgenes, en función de situaciones del entorno, cargas y procesos del organismo.

Sistema nervioso simpático y sistema renina-angiotensina

El sistema nervioso vegetativo se divide a su vez de dos partes: el simpático y el parasimpático (también denominado vago), los cuales hacen las veces de contrincante en ciertos órganos. Sus vías nerviosas transcurren paralelas a la médula espinal desde el sistema nervioso central hasta los órganos receptivos, si bien poseen conexiones con los cordones nerviosos de la médula espinal, que transmiten reacciones conscientes o espontáneas, por ejemplo, el movimiento de nuestra musculatura. Hasta aquí, el término «autónomo» no resulta demasiado pertinente; otra razón sería que los centros vegetativos del cerebro presentan conexiones funcionales con la corteza cerebral, la verdadera portadora de las funciones mentales del ser humano.

Una excitación del sistema nervioso simpático provoca una constricción de los vasos sanguíneos, la aceleración de las pulsaciones y una subida de la presión arterial; por el contrario, el sistema nervioso parasimpático activa la reacción contraria: ralentiza las pulsaciones y dilata los vasos sanguíneos.

La noradrenalina se forma y almacena en las terminaciones de los nervios simpáticos. Se libera inmediatamente como reacción a un impulso nervioso y se une a una estructura específica de la célula contigua del órgano receptivo, el receptor. De esta forma, activa, p. ej., la contracción de una célula muscular del vaso sanguíneo, provocando así su constricción.

Así pues, el sistema nervioso simpático tiene una especial importancia en la regulación de la presión arterial, así como en la aparición de hipertensión. Su función está muy relacionada con dos sustancias endógenas hipertensivas pertenecientes al grupo de las hormonas: la noradrelina y la adrenalina. En concentraciones muy pequeñas tienen un efecto vasoconstrictor e hipertensivo. La noradrenalina pertenece a la familia de las sustancias neurotransmisoras, las cuales juegan un papel fundamental en la transmisión de una información o una orden de una neurona a otra o también a la célula de un órgano receptivo. Existen otros sistemas hormonales reguladores de la presión arterial estrechamente ligados al sistema nervioso simpático y sus neurotransmisores.

La renina aumenta la presión arterial

En caso de que la circulación sanguínea sea reducida, el tejido renal secreta una sustancia, la renina, que provoca una subida inmediata de la presión arterial. Mientras dura su acción, se genera en la sangre la angiotensina I, a partir de un precursor ligado a la seroalbúmina. La angiotensina I se transforma, por medio de una enzima que también se encuentra en la sangre, la enzima conversora de angiotensina (ACE), en angiotensina II, que constituye una de las sustancias hipertensoras más activas. Es posible observar subidas de la presión arterial incluso inyectando a una persona sólo unos pocos microgramos (es decir, millonésimas de gramo) de angiotensina o también de noradrenalina.

La renina es una enzima secretada por los riñones. Su secreción está originada por una circulación sanguínea escasa de los riñones y un volumen sanguíneo reducido.

Centros de control del cerebro

Tal y como se puede apreciar, la regulación de la presión arterial está relacionada con muchos otros procesos en el organismo. Fundamental es la influencia de partes superiores del cerebro, la corteza cerebral, la portadora de las capacidades mentales esenciales del ser humano.

A todos nos ha pasado alguna vez: En situaciones inesperadas, la reacción es de miedo, el pulso se acelera (sensación que se percibe como palpitaciones), uno se queda pálido, puede ser que incluso aparezca sudor. Activado por la corteza cerebral, los centros cardiovasculares inducen la secreción, desde las cápsulas suprarrenales, de hormonas que afectan a la presión arterial, en particular adrenalina y noradrenalina. La adrenalina acelera la actividad del corazón (palpitaciones), produce la constricción de los vasos sanguíneos (palidez) y aumenta también la presión sanguínea.

Por norma general, esta reacción pasa rápidamente. En la mayoría de las ocasiones, la presión arterial sólo aumenta en algunos milímetros de mercurio y durante un breve intervalo de tiempo, seguidamente vuelve a situarse en el ámbito normal. El final de dicha reacción se produce porque el impulso que la ha activado ha dejado de tener efecto o bien porque el cuerpo se ha adaptado a él. En caso de presentarse hipertensión, la situación puede ser diferente.

Regulación de la presión arterial y función renal

Además del propio sistema cardiovascular, el cerebro y las glándulas productoras de hormonas, como, por ejemplo, las cápsulas suprarrenales, también los riñones son responsables sustanciales del desarrollo de la presión arterial. Adicionalmente, se encargan de la eliminación de sal y agua. El control del presupuesto de sal, en particular la concentración de sodio presente en el organismo (cloruro de sodio, más conocido como sal común), es importante para el nivel de presión arterial. Las investigaciones realizadas han determinado que una mayor cantidad de sodio en los vasos sanguíneos supone un aumento de la sensibilidad frente a aquellos estímulos que provocan una subida de la presión arterial.

Los riñones son el órgano de mayor importancia a la hora de regular el nivel de líquidos y sal.

Sustancias endógenas antihipertensivas

En los riñones y otros órganos, en el corazón e incluso en las paredes de los vasos sanguíneos, se generan sustancias antihipertensivas. Entre ellas se encuentra la prostaglandina, la cual, además de ser hipertensiva, ocasiona otros interesantes efectos. La prostaglandina se produce en el organismo a partir de otros enlaces, concretamente ácidos grasos no saturados, que llegan al cuerpo por medio de la alimentación. Por esta razón, es su-

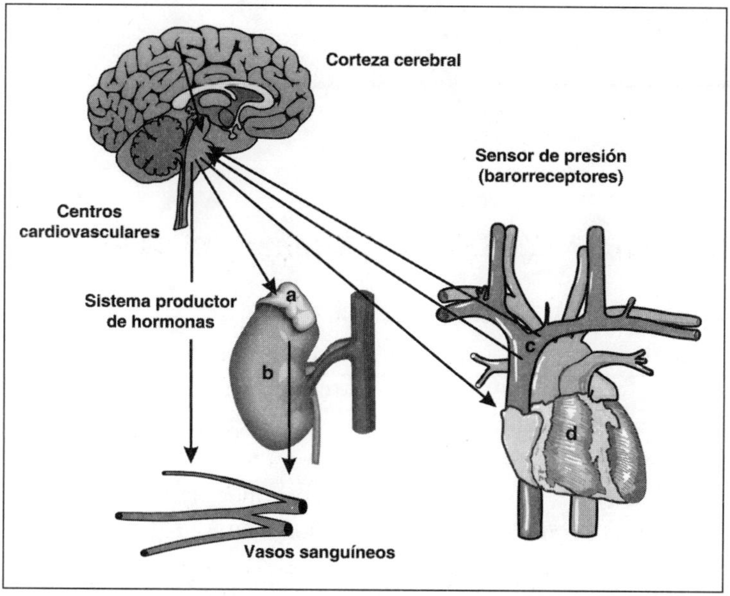

En el gráfico se resumen los sistemas más importantes para la regulación de la presión arterial (a = cápsulas suprarrenales, b = riñón, c = aorta, d = corazón).

mamente importante mantener un elevado porcentaje de ácidos grasos no saturados en la dieta.

Desde hace algún tiempo se tiene conocimiento de que el endotelio, es decir, una capa celular que recubre el interior de los vasos sanguíneos, controla activamente desde ese mismo lugar la amplitud de los vasos y, con ello, la circulación de la sangre. Dicha capa está en contacto tanto con la sangre circulante, como con la capa muscular del vaso sanguíneo. Entre otros, produce un compuesto químico muy simple, el óxido nítrico (denominación química, NO). Éste aparece en el organismo a partir de aminoácidos nitrogenados y posee un potente efecto vasodilatador en la zona donde el endotelio lo segrega. Desde el punto de vista terapéutico, las sustancias que suministran NO, los derivados nitrados, se utilizan para el tratamiento de la *angina pectoris* (angina de pecho).

¿Qué es la hipertensión arterial? ¿Qué consecuencias tiene?

La aparición de una hipertonía responde a un complejo proceso en el que participan varios sistemas funcionales relacionados entre sí, que incluyen diferentes órganos. Por tanto, las modificaciones en el cerebro, los riñones, las cápsulas suprarrenales y, naturalmente, el propio sistema cardiovascular pueden dar lugar a hipertensión.

Cuando la presión arterial es alta

Como ocurre prácticamente con todas las magnitudes biológicas, en el caso de la presión arterial tampoco existen límites claros entre valores normales y valores elevados. Grupos de expertos tanto nacionales como internacionales (Organización Mundial de la Salud, Liga alemana para la Lucha contra la Hipertensión Arterial) han definido categorías de presión arterial que no dependen de la edad (véase la tabla de la página 25), las cuales establecen los límites entre los valores normales y los valores elevados.

Dichos datos son el resultado de amplias investigaciones sobre la correlación existente entre el nivel de presión arterial y la frecuencia de aparición de complicaciones relacionadas con ésta, o bien sobre la esperanza de vida en la población. El riesgo asociado a la presión arterial de sufrir un ataque apopléjico u otra enfermedad cardiovascular aumenta notablemente por encima de los valores límite.

Un incremento de la presión arterial supone también un incremento del riesgo de sufrir una enfermedad cardiovascular, incluso dentro del ámbito normal de presión arterial.

Óptimo, normal, elevado

Se considera elevada una presión arterial igual o superior a un valor sistólico de 140 mmHg y/o igual superior a un valor sistólico de 90 mmHg. Se dará hipertensión arterial cuando varias mediciones (al menos tres en dos días diferentes) tomadas en condiciones de reposo se sitúen por encima de estos valores límite.

Se aplicará de forma general: Los valores situados por debajo de 140 mmHg o bien 90 mmHg son normales; se considerarán valores de presión arterial óptimos los situados entre 120 y 80 mmHg y menores. Tal y como se puede extraer de la tabla, cuando uno mismo efectúe las mediciones en casa o bien se trate de una medición a lo largo de 24 horas, los valores límite serán diferentes.

Por principio, si los valores de presión arterial son muy altos, será necesario un tratamiento inmediato.

¿Dónde se sitúa el límite inferior para el desarrollo normal de la presión arterial? En este caso, resulta problemático indicar un valor límite, puesto que la presencia constante de valores de presión arterial bajos en personas con un rendimiento normal y que no padecen molestia alguna no representa un factor patológico ni tampoco da lugar a complicaciones, como sí ocurre en la presión arterial alta no tratada. Dichos valores representan incluso un pronóstico positivo.

Sin embargo, si una presión arterial baja constante (sistólica por debajo de 100 mmHg) ocasiona molestias tales como dolores de cabeza, rendimiento limitado, mareos, cansancio, se habla entonces de hipotonía, pudiendo ser necesario un tratamiento médico, que incluirá principalmente recomendaciones relativas a la modificación del estilo de vida y a la realización de ejercicios y fisioterapia.

Muy raramente, una presión arterial demasiado baja puede ser la expresión de una enfermedad grave, p. ej., una disfunción de las cápsulas suprarrenales. Dichas causas deben excluirse mediante el examen médico correspondiente.

Categorías de presión arterial en mmHg

Cuando en una misma persona la presión arterial sistólica y la diastólica se encuentren en categorías diferentes, el valor superior será el más importante.

Categoría	Sistólica	Diastólica
En la consulta médica		
Óptima	<120	<80
Normal	<130	<85
«Aún normal»	130-139	85-89
Hipertonía moderada (gravedad 1)	140-159	90-99
Hipertonía media-alta (gravedad 2)	160-179	100-109
Hipertonía severa (gravedad 3)	>180	>110
Automedición y valor medio diario de la medición durante 24 horas		
Normal	<135	<85

Hipertonía: ¿enfermedad regulable?

Ya desde el momento mismo de la aparición de hipertensión, varios factores ejercen una influencia decisiva. Éstos causan una regulación errónea en el sistema cardiovascular debido a la contracción de las arterias pequeñas o bien a una circulación sanguínea acelerada consecuencia de un funcionamiento mayor del corazón que resulta poco productivo. Ambos procesos pueden manifestarse en el cuerpo, principalmente, en forma de una subida de la presión arterial.

Causas de la hipertensión arterial: hipertonía primaria y secundaria

Los nuevos hallazgos de la investigación médica han contribuido a un mejor entendimiento de la causa y la incidencia de la hipertonía. Se trata de una situación complicada, ya que en la regulación sanguínea participan numerosos sistemas de regulación endógenos.

Actualmente se tiene conocimiento de que las reacciones activadoras de hipertonía se heredan. En particular, esto ocurre en la denominada hipertonía esencial o primaria, diagnosticada en más del noventa por ciento de los hipertensos.

La hipertonía primaria se contrapone a la secundaria, en la que se supone que una enfermedad localizada en un órgano, por ejemplo el riñón o las cápsulas suprarrenales, es la causa del incremento crónico de la presión arterial. No obstante, también en la hipertonía secundaria se incluyen y se ven afectados los demás órganos participantes en la regulación de la presión sanguínea.

La tendencia a padecer hipertensión puede heredarse; factores como el consumo de sal, el estrés y el sobrepeso afectan e influyen sobre la presión arterial y provocan hipertensión.

¿Cómo se hereda la presión arterial?

La repetición familiar de la hipertonía se conoce desde hace mucho tiempo. Los hijos de padres hipertensos presentan a menudo valores más elevados de presión arterial que los hijos de padres sanos. Una de las causas puede ser la transmisión por herencia de la enfermedad. Por otra parte, también juegan un papel importante aquellos hábitos alimenticios y de vida comunes (p. ej., consumo elevado de sal o sobrealimentación) que favorecen la presión arterial alta. Mediante exámenes realizados a familias, en especial a hermanos gemelos, se ha intentado investigar qué porcentaje corresponde a cada uno de los factores. Para ello, se compararon, p. ej., los resultados de hermanos que habían crecido en el seno de una misma familia con los resultados de hermanos que vivían en familias distintas. En base a dichos estudios, se estima que la transmisión hereditaria es responsable de la aparición de la hipertonía aproximadamente en un cuarenta a un sesenta por ciento.

No obstante, no se hereda la enfermedad sino una forma especial de reaccionar, es decir, una sensibilidad frente a los factores ambientales que causan la hipertonía, como pueden ser el uso de sal o el estrés.

Las reacciones excesivas, incorrectas o continuadas frente al estrés pueden provocar, entre otras enfermedades, hipertensión arterial. El objetivo consiste en eliminar las causas de dichas reacciones o bien efectuar un ajuste correctivo al estrés «normal».

Diagnóstico precoz en la predisposición hereditaria

Actualmente, el objeto prioritario de la investigación es hallar una explicación a los mecanismos hereditarios que llevan a la hipertonía. Los portadores de las características genéticas son los genes existentes en las células somáticas y en las germinativas. Se cree, y también existen resultados experimentales que lo confirman, que la modificación de los genes puede dar lugar a un cambio en la actividad de los sistemas reguladores de la presión arterial, como, p. ej., el ya descrito sistema renina-angiotensina (véase la página 15 y siguientes) o también del metabolismo de la sal.

Para los hipertensos o miembros (especialmente niños) de familias en las que la hipertonía se presenta con frecuencia, se recomienda una alimentación baja en sal.

Cuando sea posible aclarar este tipo de mecanismos y, en consecuencia, se sepa qué genes tienen su estructura modificada y por qué se transmite por herencia la información «regulación errónea de la presión arterial», se abrirán nuevas vías para la detección de aquellas personas que corren el riesgo de sufrir hipertensión, incluso antes de que la propia presión arterial suba. De esta forma, se podrían recomendar medidas individuales y concretas para su prevención.

Hipertensión arterial causada por la sal

En la página 18 ya se ha tratado la importancia de la sal (cloruro de sodio) para la regulación de la presión arterial. Aparentemente, las modificaciones en el metabolismo del sodio pueden causar también una hipertonía. Una cantidad más elevada de sodio en el organismo significa además que los riñones eliminan una menor cuantía de agua y, con ello, se retiene líquido en el tejido.

Además de la elevada reactividad de los vasos sanguíneos frente a impulsos vasoconstrictores, dichas modificaciones ocasionan una subida de la presión arterial. La correlación existente entre la ingesta de sal y la aparición de hipertensión arterial puede documentarse en base a los resultados de toda una serie de investigaciones.

Las personas hipertensas acostumbran a tener un apetito mayor de sal, es decir, utilizan por regla general más sal si no limitan su consumo conscientemente.

Mayor sensibilidad frente a la sal

Ensayos científicos han demostrado que, bajo ciertas condiciones, una carga de sal crónica puede dar lugar a la aparición de hipertensión. Con relación a este tema, resulta interesante el hecho de que, en los ensayos realizados a pacientes con una presión arterial alta, se podía constatar un mayor «apetito de sal». Bajo unas condiciones estándares comparables, las personas afectadas de hipertonía consumían más sal que las personas con un desarrollo normal de la hipertensión arterial.

De esta manera, si un grupo de personas toma una alimentación rica en sal, tan sólo una parte de ellos, concretamente las personas con una mayor sensibilidad frente a la sal, reaccionará desarrollando una presión arterial alta. En las personas que no son sensibles frente a la sal (resistentes a la sal), la presión arterial se mantendrá normal. Desafortunadamente, hasta el momento no existen métodos simples y ampliamente aplicables que permitan diagnosticar la sensibilidad frente a la sal.

La tendencia a sufrir sobrepeso también es hereditaria, si bien a menudo las costumbres alimenticias comunes son las que provocan que todos los miembros de una familia tengan un peso excesivo.

Hipertensión arterial causada por el sobrepeso

Aproximadamente el cincuenta por ciento de las personas con sobrepeso tienen la presión arterial alta o dicho de otro modo:

muchos hipertensos padecen sobrepeso. En particular en los hipertensos jóvenes, el exceso de peso corporal tiene un papel causal. De forma análoga a lo que ocurre con la hipertensión, hay familias en las que el sobrepeso es un problema frecuente y prácticamente todos sus miembros lo padecen. También en este caso, parece que la predisposición, es decir la transmisión hereditaria, es parcialmente responsable (más o menos en un cuarenta por ciento). Sin embargo, en un gran porcentaje, la causa hay que buscarla en las costumbres y tradiciones alimenticias erróneas comunes que marcan el desarrollo del peso familiar.

A la elevada ingesta de calorías se suma el consumo de sal, el cual favorece el sobrepeso debido a la retención adicional de agua. A esto hay que añadir que en caso de obesidad (adiposis), la función de eliminación de sal por los riñones está alterada. La reducción del sobrepeso es una de las alternativas primordiales para bajar la presión arterial de forma natural.

Hipertensión arterial causada por la falta de movimiento

La falta de actividad física favorece la aparición de hipertensión, así como también de sobrepeso. Una actividad deportiva regular, precisamente en la juventud y la edad adulta, reduce la presión arterial, ayuda a perder peso (si fuera necesario) e incrementa el bienestar general y el rendimiento. La esperanza de vida aumenta con independencia del desarrollo de la presión y, adicionalmente, mejora la calidad de vida en conjunto.

Alcohol

Cuando se toma una bebida alcohólica, la presión arterial baja debido a la acción vasodilatadora del alcohol. No ocurre lo mismo cuando su consumo es regular y en grandes cantidades. Además de dañar otros sistemas de órganos, como, p.ej., el sistema nervioso, el hígado y el páncreas, el abuso de alcohol causa hipertonía. Especialmente en los hombres, el consumo excesivo de alcohol es una de las causas más frecuentes de hipertensión arterial.

El alcohol presenta dos efectos contrarios sobre la presión arterial: el agudo, que tiene un efecto hipotensivo debido a la vasoldilatación que produce; el crónico (en caso de abuso), que causa hipertensión debido a una elevada actividad del sistema simpático y otras lesiones orgánicas.

Estrés

El término estrés (en inglés *stress*: golpe o choque) fue acuñado por el médico y científico canadiense Hans Selye (1907-1982) para describir una reacción determinada del organismo. Bajo influencias de muy diversa naturaleza como lesiones, esfuerzos excesivos, ruido y si se dan factores que afectan físicamente como el miedo, la expectación, la excitación intensa, o bien en caso de enfermedad, se produce una reacción básica no específica del cuerpo que moviliza todas las posibilidades de defensa, incluyendo la adaptación. En dicha reacción participan, principalmente, el cerebro, la glándula pituitaria (hipófisis) y las cápsulas suprarrenales. Se incrementa inmediatamente el rendimiento de importantes funciones del cuerpo, el pulso y la presión arterial aumentan. Sin embargo, si el estrés se mantiene y afecta de forma crónica, esa reacción aguda que en un principio resultaba benefi-

! El incremento de pulso y presión arterial en situaciones de estrés se debe a la secreción en la vía sanguínea de sustancias que afectan a la presión arterial, en particular, adrenalina y noradrenalina, así como hormonas de la corteza suprarrenal.

ciosa y relevante puede, bajo determinadas condiciones, incluso llegar a perjudicar o dañar al organismo, cuando en realidad debería protegerlo.

Un mal común: el estrés psíquico

Actualmente se concede una especial importancia al estrés psíquico, concretamente ligado a la aparición de las enfermedades cardiovasculares. El aumento de la oferta de estímulos e información que nos rodea y con la que el organismo debe enfrentarse prácticamente de forma continua ha sido vertiginoso. Ejemplo de ello son el tráfico viario, la televisión, los teléfonos móviles y ordenadores, el bombardeo incesante de música en los centros comerciales o supermercados, entre otros muchos factores de naturaleza similar.

No obstante, el estrés no es en principio perjudicial, ya que es un factor importante para el desarrollo del organismo a la hora de enfrentarse al entorno. Diferentes ensayos han demostrado que una tranquilidad absoluta y la falta de factores estresantes inhiben la evolución del cuerpo y disminuyen la capacidad de resistencia. Qué reacciones desencadena el estrés depende, por un lado, del tipo y la intensidad de los factores estresantes y, por el otro, de la forma de reaccionar concreta del organismo sobre el que actúan. Si se somete a personas sanas a estrés psicológico, p. ej., solucionar ejercicios de cálculo con un límite temporal, su presión arterial sube para volver a bajar poco después a los valores normales. Si se realiza el mismo ensayo en una persona joven que presenta una forma leve de la hipertonía primaria o esencial, es decir, cuyos valores de presión arterial son sólo algo elevados y, en situación de reposo, incluso normales, se produce una reacción considerablemente más fuerte y, sobre todo, el incremento de la presión arterial se mantiene durante mucho más tiempo. Lo mismo ocurre con el aumento de hormonas relacionadas con la presión arterial en la sangre y las consecuentes modificaciones en el metabolismo lipídico y glucídico.

Todo ello significa que ante una misma situación de carga psíquica la respuesta es diferente; en el segundo caso expuesto, tiene lugar una reacción errónea, un desajuste. Esta forma de reacción es ya muy probable que aparezca incluso antes de haber desarrollado el cuadro clínico de hipertensión arterial. Es de suponer que, en parte, se transmite por herencia y, en parte, puede surgir durante el desarrollo de la persona, incluso en la niñez. El cerebro es el responsable de la «comprensión» incorrecta de la información y de una reacción anormal. Además de los circuitos funcionales del organismo ya descritos, se incluyen otros factores reguladores de la presión arterial.

> **!** El estrés físico puede aumentar el rendimiento del ser humano. Este hecho debe valorarse positivamente, pero, si no se domina ni se procesa correctamente, puede causar enfermedades concomitantes, como, p. ej., presión arterial alta crónica.

Modificación de los vasos sanguíneos

Las señales del sistema nervioso central al corazón y a los vasos sanguíneos se transmiten a través de los centros vasculares que también se encuentran en el cerebro y que deben ser considerados como centrales de conexión y control. Si el valor teórico de la presión arterial está fijado demasiado alto (posiblemente un desarrollo condicionado por la herencia), el ajuste de la presión arterial será alto. Otra posibilidad de aparición de hipertensión es una pérdida de sensibilidad en la zona de los sensores, del receptor, por ejemplo, como consecuencia de modificaciones de los vasos sanguíneos en el área de la aorta o de las arterias carótidas, quienes envían entonces «valores de medición erróneos» a la central.

Hipertonía secundaria

En aproximadamente un cinco por ciento de los hipertensos, puede constatarse que la afección tiene su origen en la enfermedad o la modificación de un sistema orgánico. Médicamente se denomina hipertonía secundaria.

De cada 1.000 hipertensos, uno o dos pacientes padecen una hipertonía condicionada por un tumor benigno en la médula suprarrenal. En estos casos, las hormonas hipertensivas adrenalina y noradrenalina se segregan en cantidades mucho mayores en la circulación sanguínea, causando una presión arterial alta constante e, incluso si dichas hormonas no se segregan de forma continuada, originando un comportamiento cambiante de la presión arterial. Si se extirpa el tumor, se normaliza la presión arterial y el paciente se cura.

> *La denominada hipertensión secundaria puede deberse a enfermedades renales, dolencias cardíacas o vasculares congénitas o bien a alteraciones hormonales.*

Con mayor frecuencia que la afección descrita anteriormente, la contracción de una arteria renal (p. ej., causada por arteriosclerosis) y el consiguiente empeoramiento de la circulación sanguínea de un órgano pueden llevar a una hipertonía.

El tejido renal reacciona a la reducción de la circulación sanguínea con la secreción de la sustancia hipertensiva renina. Este mecanismo parece iniciar el proceso de aparición de una hipertonía.

Si se elimina la contracción de la arterial renal, ya sea mediante la «ampliación» del estrechamiento utilizando un catéter arterial o bien alojando quirúrgicamente una arteria artificial que haga las veces de puente, la presión arterial puede normalizarse. Los pacientes que se someten a una intervención de este tipo tienen que ser examinados previamente de forma minuciosa. Debe excluirse que otros mecanismos no participen en el mantenimiento de la hipertonía, pues únicamente de esta manera puede garantizarse el éxito de estas medidas terapéuticas.

De igual modo, otras enfermedades renales, como, p. ej., la inflamación crónica del tejido renal, pueden dar lugar a hipertensión. Actualmente, una forma de la hipertonía secundaria se diagnostica ya en la mayoría de los casos en la niñez. El médico puede identificarla, durante los exámenes exhaustivos que realiza, al medir la presión arterial, auscultar el corazón y determinar el tamaño de los vasos sanguíneos. Se trata de una estrechez de carácter hereditario de la arteria mayor del cuerpo, la aorta, en la zona de la caja torácica, que se denomina aortoestenosis.

Dicha estrechez ocasiona una reducción de la circulación sanguínea por toda la parte inferior del cuerpo. En la zona de las piernas se registra una presión arterial baja. Como procedimiento regulador, la presión aumenta en el sistema arterial previo a dicha estrechez, es decir, en los brazos y de forma considerable. Dicha malformación puede eliminarse casi siempre mediante una operación correctiva. Tras dicha operación vuelven a presentarse habitualmente los valores de presión arterial normales.

Hipertonía durante el embarazo

En las mujeres existen dos factores de riesgo importantes en la incidencia de la hipertonía tienen relación con un ajuste hormonal: el embarazo y la píldora anticonceptiva.

Con frecuencia, la hipertensión aparece por primera vez en las mujeres durante el embarazo. Si ocurre en los tres primeros meses de gestación, puede tratarse de una patología renal o bien de una predisposición a la hipertensión que no se había diagnosticado con anterioridad, pero que se manifiesta en esta situación de carga para organismo femenino.

Someterse a exámenes regulares durante el embarazo garantiza la identificación rápida de los aumentos de presión arterial. A continuación, se podrá realizar un diagnóstico, recomendar medidas hipotensivas no medicamentosas y, si fuera necesario, un tratamiento farmacológico.

Precisamente «en circunstancias especiales», el tratamiento de la hipertensión arterial con remedios no medicamentosos es especialmente importante.

La aparición de hipertensión tiene otro mecanismo de formación hacia el final del embarazo. En este caso, se debe a una modificación de la situación hormonal durante la gestación. Este estado denominado eclampsia requiere un tratamiento intensivo y puede complicar el parto. En la mayoría de las mujeres, la presión arterial se normaliza tras el nacimiento del niño, si bien es estrictamente necesario que se controle su desarrollo.

¡El control regular de la presión arterial durante el embarazo es sumamente importante! A menudo se diagnostica por primera vez hipertensión arterial durante este periodo.

Hipertonía y la píldora anticonceptiva

La ingesta regular de los denominados inhibidores de la ovulación puede causar una hipertonía debido al ajuste hormonal que conlleva. En base a numerosos estudios realizados se concluye que de cada cien mujeres que toman antiovulatorios una o dos pueden desarrollar hipertensión. A pesar de que el porcentaje es reducido, aquellas mujeres que toman la píldora anticonceptiva deberían controlar regularmente su presión arterial. En caso de que exista un diagnóstico previo de hipertonía, deberá consultar al médico qué preparados son recomendables o si es preferible utilizar otros métodos anticonceptivos.

Si se utilizan inhibidores de la ovulación, no sólo son importantes los controles ginecológicos, sino también las mediciones de la presión arterial y otros exámenes del sistema vascular. Las fumadoras, por ejemplo, presentan un riesgo mucho mayor de sufrir ataques apopléjicos.

Frecuencia de la hipertensión arterial

Estudios científicos internacionales relacionados con la aparición de la hipertensión en la población han concluido que la hipertonía es una de las enfermedades crónicas más frecuentes. En este sentido, existen diferencias notables entre cada uno de los países y grupos sociales.

Influencia de la forma de vida

En los pueblos indígenas, quienes incluso hoy en día mantienen poco contacto con la sociedad industrial y cuyo consumo de sal en la alimentación es mínimo, como, p. ej., los indios yamamoto de Brasil, no existen prácticamente casos de hipertensión arterial. Por el contrario, en el norte de Japón, donde tradicionalmente predomina una alimentación muy rica en sal, se constataron valores de presión arterial altos en aproximadamente un cuarenta por ciento de la población. Así pues, parece ser que estas diferencias están condicionadas por la ingesta de sal y factores tales como la disparidad entre actividad corporal, sobrealimentación, consumo de alcohol y exceso de estímulos.

Estudios relevantes

El estudio «Intersalt», que relaciona el consumo de sal y la frecuencia de la hipertonía, presentó conclusiones sobre este tema.

En este gran estudio internacional realizado entre los años 1986 y 1989 en 32 países se examinaron unas 10.000 personas. En dicho estudio se midieron la presión arterial y la eliminación diaria de sodio como medida para establecer la aportación de sal. Adicionalmente, se determinó el peso corporal, el consumo de alcohol, así como otros aspectos. En este sentido, se demostró que existe una relación inequívoca entre la ingesta de sal y la presión arterial sistólica (valor superior), si bien también está relacionada con el aumento de la presión arterial con la edad. Asimismo, se pudo demostrar que un mayor consumo de alcohol y un peso corporal más elevado se traducen en valores de presión arterial más altos. En el tratamiento de la hipertonía y su prevención volveremos a tratar el tema del consumo de sal (véase la página 84 y siguientes).

La situación de los quince millones de alemanes con hipertensión ha mejorado en los últimos años, ya que el porcentaje de hipertónicos no diagnosticados ha disminuido. Sin embargo, muchos aún no reciben un tratamiento satisfactorio: Su presión arterial no ha disminuido o no se ha normalizado lo suficiente; además son pocas las personas que utilizan las posibilidades no medicamentosas para bajar la presión arterial.

En Europa, y también en Alemania, del quince al veinte por ciento de la población adulta presenta una presión arterial alta. Concretamente en Alemania, debemos calcular que la sufren aproximadamente quince millones de personas. No obstante, esta cifra también documenta que se ha conseguido un gran avance médico-social gracias a la aplicación de métodos efectivos para la disminución de la presión arterial. Los datos relativos a la incidencia de presión arterial alta proceden de estudios epidemiológicos. La epidemiología estudia la aparición y la frecuencia de enfermedades en grupos sociales, así como la dependencia de factores que pudieran ser importantes en la formación de dichas enfermedades.

La sal, el alcohol y el peso corporal juegan un papel importante en la hipertensión.

Relacionado con la edad

Se ha demostrado que la frecuencia de aparición de la hipertonía se incrementa con la edad (véase gráfico siguiente). Aproximadamente un treinta por ciento de las personas mayores de cincuenta años presentan valores de presión arterial altos. Además, existen diferencias por sexos. De esta manera, en la juventud predomina el porcentaje de hipertensos de sexo masculino. A partir de los cincuenta años, la proporción se invierte y son las mujeres quienes padecen hipertonía con una mayor frecuencia.

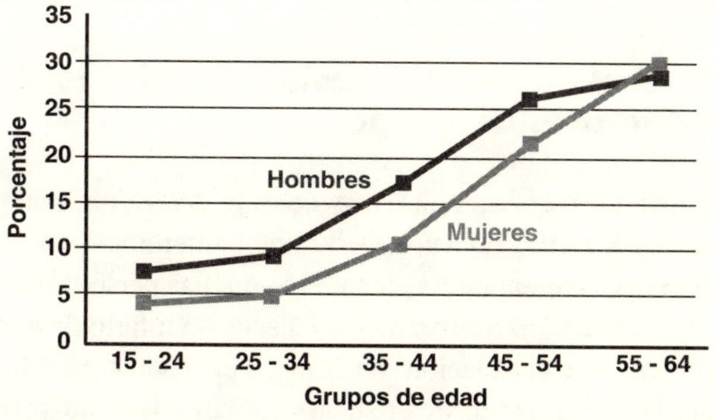

El gráfico muestra el incremento, en función de la edad, de la frecuencia de aparición de hipertensión arterial en la población, en base a investigaciones realizadas en Berlín.

A pesar de que es fácil identificar la hipertensión, una gran parte de afectados en Alemania no sabe que sus valores de presión arterial son altos. En el caso de los hombres es casi del treinta por ciento; en las mujeres la situación es mejor, puesto que el porcentaje de casos de hipertonía desconocidos es de escasamente el veinte por ciento. En la actualidad, toda persona debería conocer su presión arterial de forma tan natural como conoce su peso corporal.

Por otro lado, hoy en día se atiende a un elevado porcentaje de hipertensos, si bien no todos reciben un tratamiento eficaz. La causa de ello radica, sobre todo, en que no se aprovechan lo suficiente las posibilidades de tratamiento no medicamentoso (en formas más leves, tanto sin medicación como en combinación con fármacos). Así pues, la frecuencia de aparición de la hipertonía no ha disminuido, ya que las posibilidades «naturales» para bajar la presión arterial son en la terapia las mismas que en la prevención de la hipertensión. A pesar de los considerables esfuerzos realizados, los factores de influencia principales no han registrado modificación alguna. Así, por ejemplo, el porcentaje de personas con sobrepeso en Alemania no ha disminuido y el consumo de alcohol tampoco muestra una tendencia a la baja.

En general no sólo la presión arterial es alta; otros factores de riesgo

Para el sistema cardiovascular, no sólo es peligroso presentar una presión arterial alta. En varios estudios epidemiológicos se ha analizado qué diferencias existen entre aquellas personas que, en un período de tiempo determinado, padecen un infarto de miocardio, problemas de circulación sanguínea o un ataque apopléjico, y aquellas personas de características similares que no padecen tales dolencias. Especialmente reveladores fueron los resultados de un estudio ya clásico llevado a cabo en Framingham, una ciudad de tamaño medio de Estados Unidos, sobre un total de 5.000

ciudadanos. Entretanto, se viene analizado desde hace ya cincuenta años qué ocurre con estas personas. En particular, hay tres factores que incrementan el riesgo de infarto de miocardio, problemas de circulación sanguínea o ataque apopléjico:

- Una presión arterial alta no tratada.
- El hábito de fumar.
- Una concentración de colesterol elevada en la sangre.

Fumar

Fumar es uno de los factores concretos que más incrementan la frecuencia de aparición de enfermedades y más disminuyen la esperanza de vida. En Alemania fuma aproximadamente un treinta y seis por ciento de los hombres y un veintitres por ciento de las mujeres. Por regla general, en los fumadores se presentan enfermedades cardiovasculares diez años antes que en los no fumadores.

El problema no radica únicamente en la nicotina, sino en otros muchos componentes que forman los denominados radicales libres (véase la página 46), los cuales propician la coagulación de los trombocitos y la aparición de arteriosclerosis y tienen además un efecto cancerígeno. Durante el proceso de combustión de cada cigarro, se produce monóxido de carbono, que limita la capacidad transportadora de la sangre, obstaculizando así el aporte de oxígeno a los tejidos.

Al fumar, aumentan el pulso y la presión arterial. Si tiene la presión arterial alta y fuma, se intensifica el riesgo de sufrir enfermedades vasculares. Es decir, es superior a la suma del riesgo de sufrir hipertensión y el riesgo del fumador.

Colesterol y trastornos del metabolismo lipídico

Demasiado colesterol en la sangre representa un factor de riesgo de primer orden para la incidencia de enfermedades cardiovasculares, en especial las relacionadas con los problemas de circulación sanguínea que dan lugar a infartos de miocardio y ataques apopléjicos. También en este caso, la hipertensión y el colesterol juntos aumentan notablemente el riesgo cardiovascular. El efecto negativo de ambos factores no sólo se suma, sino que se multiplica. La persona que además fuma multiplica por siete el riesgo (véase gráfico página siguiente).

Puesto que la hipertensión y el colesterol aparecen a menudo simultáneamente, en estas páginas se recogen recomendaciones muy relacionadas para conseguir la disminución de ambos.

Por todo ello, en el caso de los hipertensos es imprescindible determinar el nivel de colesterol. En este sentido, se efectúa una diferenciación entre el colesterol HDL (el colesterol «bueno») y el colesterol LDL (colesterol «malo»). HDL y LDL significan, en cada caso, la unión a diferentes proteínas con las que el colesterol es transportado en la sangre.

Importante y perjudicial al mismo tiempo

El colesterol es un elemento importante para el organismo humano, tanto para los componentes de las células somáticas como para las hormonas. Sin embargo, puede resultar perjudicial si se encuentra demasiado colesterol LDL en la sangre. El colesterol LDL reacciona entonces con la pared arterial, el endotelio (véase la página 19), dando lugar a modificaciones arterioscleróticas. Especialmente activo es el colesterol LDL oxidado que aparece bajo la acción de los radicales libres. Al

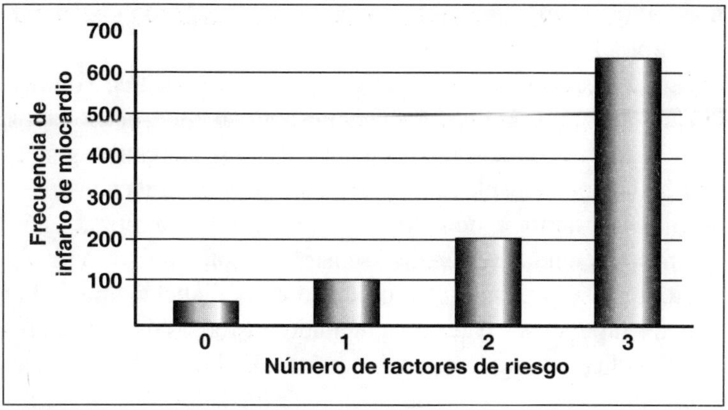

El gráfico muestra el incremento del riesgo de infarto de miocardio en función del número de factores de riesgo:

- Presión sistólica > 160 mmHg
- Más de dos cigarros al día
- Colesterol > 250 mg/dl

contrario que el colesterol LDL, el HDL cumple una función de protección arterial, puesto que el colesterol en esta forma se transporta al hígado y se metaboliza.

Además de los tres factores de riesgo principales mencionados anteriormente, en el tratamiento de la hipertensión deben tenerse en cuenta las enfermedades concomitantes siguientes, así como otros aspectos que también incrementan notablemente el riesgo.

Diabetes (diabetes mellitus)

Básicamente se distinguen tres tipos de diabetes. La diabetes del tipo 1 se caracteriza por una falta de insulina y aparece ya en la niñez o en la juventud. La diabetes tipo 2 se desarrolla en la edad adulta, en la mayoría de los casos en personas mayores, y se basa en una sensibilidad menor frente a la insulina. Además, se distingue entre el tipo 2A y 2B. Tipo 2A con peso normal, tipo 2B con sobrepeso.

Los mecanismos de aparición de la enfermedad en la hipertensión arterial y la diabetes están estrechamente relacionados. Ambas enfermedades tienen, en parte, las mismas causas genéticas. La hormona insulina, que juega un papel central en la *diabetes mellitus*, también tiene limitada su acción en la hipertensión; además, los tejidos son menos sensibles frente a la hormona reductora de la glucemia, como ocurre en la diabetes tipo 2. Por ello, los hipertensos padecen a menudo trastornos del metabolismo glucídico y los diabéticos, hipertonía. El diabético, muy especialmente, corre el riesgo de sufrir enfermedades cardiovasculares por problemas de circulación sanguínea en el corazón y los riñones. Por ello, es estrictamente necesario que normalicen su presión arterial o bien la reduzcan en la medida de lo posible. La normalización de la presión arterial es casi más importante que la normalización de la glucosa sanguínea.

La diabetes mellitus, *denominada comúnmente diabetes, es una alteración crónica del metabolismo que se exterioriza mediante la presencia constante de valores elevados de glucemia en la sangre.*

Síndrome metabólico

Si un paciente padece al mismo tiempo hipertensión, una alteración del metabolismo lipídico, sobrepeso y *diabetes mellitus*, se habla de síndrome metabólico o, algo más llamativo, «cuarteto de la muerte». En ciertas definiciones se suma la gota (subida del ácido úrico) como quinto componente del síndrome metabólico. Las causas radican principalmente en la sobrealimentación, la falta de actividad física y la ya descrita alteración del metabolismo debido a una reducción de la sensibilidad frente a la insulina. Los afectados están expuestos a un riesgo substancialmente más elevado de sufrir un infarto de miocardio u otra enfermedad cardiovascular.

La presión arterial alta perjudica especialmente al corazón, si el metabolismo lipídico y/o glucídico está alterado.

Síndrome de apnea del sueño

Las personas hipertensas roncan con mayor frecuencia que las personas que presentan una presión arterial normal. Por regla general, suele existir al mismo tiempo un problema de sobrepeso. Además, los hombres acostumbran a roncar más que las mujeres. Los ronquidos son peligrosos cuando se producen alteraciones respiratorias, es decir, cuando la respiración es irregular o incluso se interrumpe durante un largo intervalo. Si dichas pausas respiratorias se prolongan durante diez segundos o incluso más, se habla de una apnea. Si dichos períodos de apnea aparecen con mayor frecuencia, se produce una escasez en el aporte de oxígeno, lo que puede incluso producir daños en el cerebro. Aquellas personas que padecen el síndrome de apnea del sueño, suelen presentar valores de presión arterial altos durante la noche. Debido a las alteraciones del sueño, de día sufren cansancio, falta de rendimiento y somnolencia. Un peso corporal elevado, el alcohol y el tabaco favorecen generalmente las fases de apnea.

Si las medidas aquí mencionadas contra el síndrome de apnea del sueño no resultan efectivas, deben considerarse, tras un examen en el laboratorio de trastornos del sueño, otras medidas, p. ej., la aportación de oxígeno durante la noche.

Por ello, en el síndrome de apnea del sueño debe respetarse un ajuste óptimo de la presión arterial; al mismo tiempo, es imprescindible que se normalice el peso. Por la noche únicamente estará permitido tomar pequeñas cantidades de alcohol y, si es posible, prescindir por completo de su consumo. Asimismo, se recomienda comer en pequeñas cantidades, evitar los alimentos pesados o que produzcan gases y dormir en posición lateral.

Homocisteína

La homocisteína es una sustancia que se convierte en el aminoácido metionina en la pared arterial. Si este proceso se encuentra alterado, se incrementa el nivel de homocisteína en la sangre, afectando negativamente al revestimiento interno de los vasos sanguíneos, el endoltelio, lo que favorece la aparición de arteriosclerosis. El ácido fólico (vitaminta del grupo B) favorece la conversión de homocisteína en metionina que tiene lugar en la pared arterial.

Radicales libres

En el metabolismo, y bajo la acción de oxígeno, se generan sustancias muy reactivas y agresivas que pueden dañar las células somáticas. Asimismo, modifican el colesterol LDL por la oxidación, lo que lo hace más reactivo, daña la pared interior de los vasos sanguíneos y origina arteriosclerosis. El consumo de tabaco fomenta también la formación de radicales libres.

Los denominados antioxidantes pueden bloquear los radicales libres y contrarrestar su acción, al menos parcialmente. Nos referimos a las vitaminas y otras sustancias, en la mayoría de los casos de origen vegetal, sobre las que trataremos posteriormente en el capítulo dedicado a la alimentación en este libro (véase la página 103).

Consecuencias de la hipertensión arterial

Las complicaciones derivadas de una hipertensión no tratada desempeñan un papel decisivo en la reducción de la esperanza de vida y la limitación del rendimiento. Son la causa de que la mortalidad en los hipertensos no tratados se duplique en comparación con las personas que presentan una presión arterial normal. El riesgo de fallecer por una enfermedad cardiovascular es incluso tres veces mayor. Una presión arterial alta constante da lugar a una presión de compresión del corazón y de los vasos sanguíneos. Cuanto más elevada es la presión arterial, más rápidamente aparecen lesiones y mayor es el riesgo derivado de complicaciones de los órganos.

Las complicaciones más importantes y enfermedades concomitantes son:

- Agrandamiento del lado izquierdo del corazón (hipertrofia).
- Arteriosclerosis.
- Enfermedades cardíacas coronarias e infarto de miocardio.
- Insuficiencia cardíaca.
- Problemas de circulación sanguínea del cerebro y ataque apopléjico.
- Alteraciones de la función renal.

Incluso las hipertensiones leves conllevan un riesgo mayor de sufrir enfermedades concomitantes, en particular, cuando existen otros factores de riesgo tales como el consumo de tabaco o la alteración del metabolismo lipídico.

Agrandamiento del lado izquierdo del corazón (hipertrofia)

El corazón reacciona a la presión de compresión con un incremento de la masa muscular, en especial en el ámbito del ventrículo izquierdo. En este sentido hay que tener en cuenta que un control de la presión arterial alta supone una carga mayor del miocardio. El agrandamiento del corazón como reacción de adaptación se observa también en los deportistas de competición, p. ej., los corredores de fondo, y es el resultado de un rendimiento de resistencia física más elevado.

Agrandamiento del corazón: En los deportistas es una respuesta a las exigencias de rendimiento; en los hipertónicos es una reacción a la carga de compresión que conlleva riesgos adicionales.

El incremento del espesor de pared del ventrículo izquierdo en los hipertensos no es comparable, pues se caracteriza por una modificación de la arquitectura del miocardio y, en particular, en estadios posteriores, por un aumento del almacenamiento del tejido conjuntivo. Si sobrepasa una medida determinada, en particular en caso de carga corporal, no se garantiza la apor-

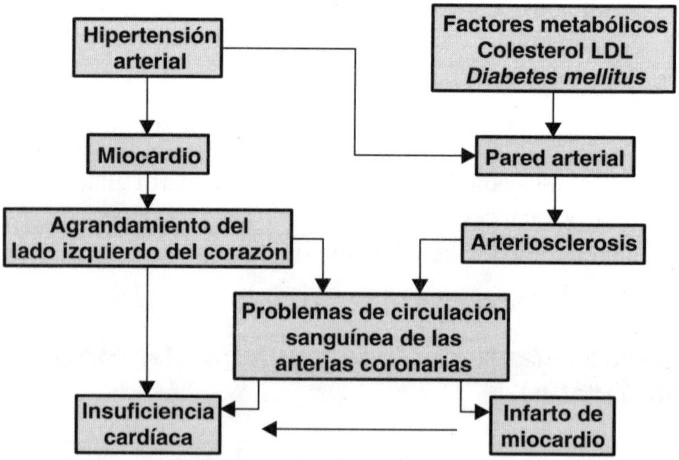

El gráfico muestra el papel de la hipertensión en la aparición de enfermedades cardiovasculares.

tación óptima de sangre y la alimentación del tejido miocárdico en todos los segmentos, puesto que las arterias coronarias mayores no se modifican y, con ello, la medida de circulación sanguínea por gramo de tejido muscular sc reduce. A esto hay que sumar la posible aparición de lesiones arterioscleróticas en las arterias coronarias, las cuales pueden causar el estrechamiento de dichas arterias y además un empeoramiento de la situación de la circulación sanguínea del miocardio.

Arteriosclerosis

Las arterias reaccionan al incremento crónico de la tensión arterial de forma análoga al miocardio. La dilatación arterial y, con ello, el caudal de sangre que circula por la arteria se controla mediante una capa muscular anular, depositada en la pared arterial. También esta musculatura de la pared arterial incrementa su espesor con una presión de compresión mayor. Aquí hay que tener en cuenta que la amplitud arterial también puede jugar un papel fundamental en la aparición de hipertensión.

La arteriosclerosis es una enfermedad crónica de las arterias que se caracteriza por el endurecimiento y el espesamiento de las paredes arteriales.

Puede comprobarse que el sistema arterial de los hipertensos reacciona con más intensidad a los impulsos vasoconstrictores, p. ej., a la hormona hipertensiva, que el de las personas con una presión arterial normal. El círculo vicioso resultante «vasoconstricción → incremento de la presión arterial → repercusión sobre la pared arterial → espesamiento de la musculatura de la pared arterial → reactividad adicional incrementada de la musculatura de la pared arterial → aumento posterior de la constricción de los vasos» puede dar lugar a la estabilización de la hipertonía y a lesiones arteriales. Además del crecimiento de la capa muscular, el tejido conjuntivo acumulado se deposita en las paredes arteriales, en especial nos referimos a fibras de tejido conjuntivo con propiedades elásticas. Adicionalmente, el incremento de la presión en el interior de las arterias hace que se haga entrar líquido en las paredes interiores de las arterias. Dichas modificaciones producen arteriosclerosis (calcificación de las arterias) si se presentan durante un período prolongado, y en particular, junto con alteraciones del metabolismo lipídico. Así pues, la hipertonía es una de las causas fundamentales de esta enfermedad vascular.

¿Cómo se puede tratar la arteriosclerosis?

La arteriosclerosis es una enfermedad focal que se inicia con un depósito local de líquido en la capa interna de la arteria (tal y como se ha descrito en el caso de la hipertonía). También otros factores como lesiones mínimas de la capa interior pueden favorecer este proceso. En este estadio inicial, es posible que se produzca una evolución regresiva, puesto que suele tener lugar un intercambio de líquidos, en el marco del metabolismo, entre la pared arterial y el contenido de la arteria (la sangre circulante).

En caso de modificaciones adicionales de la estructura arterial y alteraciones del metabolismo lipídico, puede producirse una lesión permanente debido a reacciones en el tejido conjuntivo en el área de uno de estos focos y al depósito de sustancias tales como colesterol. Estas superficies arterioscleróticas se arquean hacia el interior de las arterias y pueden atrofiar la pared arterial hacia el otro lado. En un estadio más avanzado existe la posibilidad de calcificación, pero también de rompimiento y vaciado de las sustancias depositadas en la vía sanguínea. En la pared arterial modificada pueden depositarse trombocitos y formarse coágulos, que contraen también las arterias.

La consecuencia es la incidencia de problemas masivos de la circulación sanguínea, los cuales pueden llevar a lesiones graves de los tejidos, en especial, de los órganos vitales como en el corazón, el cerebro y los riñones. Las enfermedades concomitantes son fundamentalmente el infarto de miocardio y el ataque apopléjico.

> **!** El mejor diagnóstico de un agrandamiento del lado izquierdo del corazón se realiza mediante un examen ultrasonográfico (ecocardiografía). Si se constata en pacientes hipertensos, se prescriben casi siempre medicamentos para la disminución de la presión arterial, incluso en aquellos casos en que los incrementos son leves, a fin de evitar que ésta siga aumentando o bien conseguir su remisión. Otras medidas no medicamentosas, en particular la eliminación de sobrepeso, favorecen este proceso.

Enfermedad coronaria e infarto de miocardio

La enfermedad coronaria es la patología relacionada con la hipertonía más frecuente. Incluso los incrementos leves de la presión arterial multiplican por dos el riesgo de enfermedad de las arterias coronarias; en el caso de una hipertonía grave no tratada, el riesgo es directamente cuatro veces mayor. El agrandamiento del corazón izquierdo y las modificaciones arterioscleróticas en las arterias coronarias empeoran la circulación sanguínea del miocardio. De aquí se derivan molestias en forma de síndrome *angina pectoris*, es decir, aparecen después de sufrir cargas corporales, tras las comidas, bajo influencia del frío o después de estados de angustia, excitación, dolores detrás del esternón, que también pueden reflejarse en otras zonas de la caja torácica o bien en el brazo.

En concreto en la enfermedad coronaria puede aplicarse que otros factores de riesgo de la hipertonía, tales como un elevado nivel de colesterol LDL y el tabaco, no sólo tienen como consecuencia una suma sino también una multiplicación del riesgo de enfermedad.

Si los problemas de circulación sanguínea en el miocardio, es decir, en el ámbito de las arterias coronarias responsables del suministro, dan lugar a una necrosis de los tejidos coronarios, se trata entonces de un infarto de miocardio.

> *Especialmente en el caso de un paciente hipertenso, puesto que está sometido a un riesgo mayor que una persona de su misma edad con una presión arterial normal, debe actuarse rápidamente si se tienen indicios de infarto de miocardio.*

Necrosis del tejido

Si se produce de forma inmediata una constricción extrema o un cierre de una arteria coronaria, también a causa de un trombo tal y como se ha descrito anteriormente en el desarrollo de la arteriosclerosis, significa que existe una ausencia de aportación de oxigeno y nutrientes en el ámbito de suministro de la arteria. Esto conlleva una necrosis de la arteria si no se reestablece la circulación sanguínea mediante la pronta aplicación de medidas terapéuticas.

Síntomas y tratamiento en caso de infarto de miocardio

El infarto de miocardio es una complicación que representa un gran riesgo para la vida. Aproximadamente un cuarenta por ciento de los hipertensos fallecen de infarto de miocardio; además hay que sumar que el infarto en su conjunto es una de las causas de muerte más comunes. En general, se caracteriza por dolores muy fuertes y repentinos detrás del esternón o en el lado izquierdo del pecho, junto con sensación de miedo, sudoración, y también ahogos, alteraciones del ritmo, nauseas, vómitos y trastornos de la conciencia.

A ser posible, tratar rápidamente

El momento en el que se aplica el tratamiento del infarto es fundamental. Se trata de iniciar de forma inmediata medidas que restablezcan la circulación sanguínea en la zona de las arterias cerradas y controlar continuamente al paciente, a fin de poder contrarrestar en seguida, mediante una terapia intensiva, aquellas complicaciones que entrañan un serio peligro tales como alteraciones del ritmo o bien fallos en el bombeo del corazón.

Actualmente es posible conseguir una reapertura de la arteria coronaria afectada en muchos de los casos, ampliando la región contraída mediante un catéter arterial especial o utilizando medicamentos que disuelven los coágulos en la zona de la arteria cerrada y, con ello, consiguen que la arteria vuelva a ser permeable.

> **!** Si aparece repentinamente sensación intensa de angustia, junto con estados de miedo, aparición de sudor, ahogos, alteraciones del ritmo o nauseas, deberá acudirse inmediatamente al servicio médico de urgencias.

Está claro que las medidas terapéuticas serán más efectivas cuando menor sea la necrosis del tejido coronario. Por ello, otra posible disminución de la mortalidad por infarto depende sobre todo de que se reaccione al instante una vez hayan aparecido los síntomas típicos. El tiempo que transcurre desde que se produce el infarto hasta que se avisa al servicio médico de emergencia es la mayor reserva de tiempo desaprovechada a la hora de actuar rápidamente y poder salvar así la vida.

Insuficiencia cardíaca

Una hipertensión que se prolongue durante un largo período puede provocar, debido a la carga continua del miocardio, que el corazón no pueda cumplir completamente con su tarea. Un agrandamiento del lado izquierdo del corazón con un depósito acumulado de tejido conjuntivo, desarrollo de una enfermedad coronaria con lesión adicional del miocardio, lleva a una deficiencia en el rendimiento del corazón, que aparece primero bajo situaciones de carga y, posteriormente, en reposo. Lo mismo puede ocurrir si de repente se presentan valores de presión arterial muy elevados y el corazón no tiene tiempo de adaptarse.

La gestión limitada de la función circulatoria por parte del corazón puede manifestarse en una circulación sanguínea insuficiente de los órganos, una acumulación de la sangre en el pulmón y en el sistema venoso, así como un aumento de la retención de líquidos en el tejido. La consecuencia son molestias como ahogo (en particular en caso de carga corporal y también durante la noche), ganas de orinar por la noche e hinchazón de las piernas.

Un tratamiento hipotensivo regular y la toma de medicamentos que favorezcan la función cardíaca evitan dichas complicaciones.

La insuficiencia cardíaca era hasta hace pocos años la enfermedad concomitante de la hipertonía más frecuente. Gracias a la aplicación de una terapia hipotensiva puede evitarse en la mayoría de los casos.

Problemas de circulación sanguínea del cerebro y ataque apopléjico

El ataque apopléjico como consecuencia de la hipertensión arterial puede ser el resultado de una hemorragia en un vaso sanguíneo dañado en la zona del cerebro, que falla como consecuencia de la elevada carga de compresión. Se forma un hematoma que puede influir substancialmente el funcionamiento de los centros nerviosos o vías nerviosas por barotrauma. En función de dónde haya aparecido dicha hemorragia en el tejido cerebral, pueden producirse fallos de diferentes grados, que pueden provocar hasta la parálisis de toda una mitad del cuerpo y la pérdida del habla, e incluso en el peor de los casos, la muerte.

Casi el setenta por ciento de los pacientes que han sufrido un ataque apopléjico tienen antecedentes de hipertensión. La hipertonía es el factor causal más importante para un incidente agudo de esta naturaleza. Desde que existe un tratamiento efectivo de la hipertensión, esta enfermedad concomitante aparece con mucha menor frecuencia. Estudios internacionales han concluido que la frecuencia de incidencia de ataque apopléjico en los hipertónicos ha disminuido en un cuarenta por ciento gracias a tratamientos efectivos. Precisamente en este sentido, una terapia hipotensiva a largo plazo resulta decisiva, pues hasta el momento es posible mejorar las consecuencias de un ataque apopléjico, pero sólo es posible conseguir un retroceso de los fallos en ciertos casos, a pesar de los avances de la medicina.

Factores de riesgo para un ataque apopléjico

Un ataque apopléjico no sólo puede estar causado por una hemorragia en la zona cerebral, sino también por un problema grave de circulación sanguínea. Precursoras son las modificaciones arterioscleróticas en las arterias cerebrales. El cerebro tiene una gran necesidad de oxígeno y nutrientes. Las vasoconstricciones causan trastornos funcionales en los segmentos de suministro afectados y pueden llevar al fallo completo de los centros nerviosos que allí se encuentran. Los tejidos cerebrales con necrosis no pueden volver a formarse en otros procesos de curación, aunque la investigación actual abre perspectivas para el futuro: Posiblemente se pueda alcanzar la reestructuración de células nerviosas funcionales mejores. No obstante, ya hoy en día es posible mejorar los fallos causados por un ataque apopléjico mediante medidas que favorezcan la circulación sanguínea y, sobre todo, con fisioterapia. A menudo es incluso posible eliminarlos, puesto que otras células nerviosas asumen parcialmente las funciones del área cerebral afectada gracias a la formación de nuevas conexiones entre las células nerviosas y los centros nerviosos, en particular en la simulación por medio de una cinesiterapia activa. Los problemas de circulación sanguínea en el cerebro pueden manifestarse a través de ciertos signos como mareos fuertes, pérdidas repentinas de audición, fallos breves de la capacidad de visión, debilidad unilateral o alteraciones de la sensibilidad en brazos/piernas. También dichos signos deben ser tratados por un médico de forma inmediata.

> **!** La hipertensión es el factor causal más importante de ataque apopléjico. Por ello, la disminución de la presión arterial alta es la medida prioritaria para su prevención.

Alteraciones de la función renal (insuficiencia renal)

Las enfermedades renales son la causa más frecuente de la denominada hipertonía secundaria. Los riñones, por su parte, también se ven afectados negativamente por una presión arterial alta. De forma análoga a lo que ocurre en los otros órganos, la carga de presión de compresión puede provocar una lesión de todos los segmentos de las arterias renales. En el ámbito de las

> *Si se repiten los signos de hipertonía, realizar una medición de la presión arterial resultará muy esclarecedor. Las causas deben determinarse lo antes posible con su médico. Desafortunadamente, los niños tampoco se encuentran a salvo de esta enfermedad.*

arterias renales pequeñas se perturba la función de los corpúsculos renales (glomerulos). Al final, tiene lugar otro empeoramiento de la hipertonía debido al efecto retroactivo de los mecanismos desencadenantes de la enfermedad en los riñones (los problemas de circulación sanguínea potencian la segregación de sustancias hipertensivas). Debido a la lesión de los glomérulos, tiene lugar una precipitación de proteínas en la orina y una incapacidad progresiva para eliminar de la sangre sustancias que, necesariamente, deben ser evacuadas (insuficiencia renal). También en este caso, conseguir una disminución de la presión arterial mediante los medicamentos correspondientes es el mejor camino para evitar tales estados como consecuencia de la hipertonía.

Especialmente problemática para la función de los riñones resulta la aparición simultánea de hipertensión y *diabetes mellitus*, lo que requiere, además de una normalización de la presión arterial, un ajuste especialmente cuidadoso del metabolismo.

¿Qué debe controlarse en caso de hipertensión arterial?

Las razones por las que un paciente con presión arterial alta acude a la consulta médica son diversas, naturalmente, es posible que se deba a las molestias causadas por la hipertensión arterial, si bien no existen molestias o signos detectados por el paciente que sean típicos de hipertensión. Puede tratarse de limitaciones del rendimiento, palpitaciones, cefaleas, somnolencia, sofocos, hemorragias nasales, ahogos y dolores en el lado

Incluso con valores de presión arterial normales, una vez al año debería efectuarse una medición. Si uno de los miembros de la familia padece hipertensión, el resto de la familia también debería medir sus valores regularmente.

izquierdo del pecho, por nombrar únicamente los síntomas más frecuentes. De dichos síntomas debe inferirse la presencia de una presión arterial alta, si bien también pueden ser molestias características de otras enfermedades. Una medición de la presión arterial facilita esta primera aclaración.

Si el médico determina que existe una presión arterial alta, puede haberse perdido ya un tiempo valioso para el tratamiento hipotensivo, puesto que, en un primer estadio, la hipertonía se desarrolla a menudo sin que se presenten molestias. Por ello, deben aprovecharse todas las posibilidades de una detección precoz. Aquí se incluirían, por ejemplo, los exámenes preventivos regulares que ofrecen los seguros de enfermedad, con los que también se detectan otros factores de riesgo.

¿Cuándo existe hipertonía?

Una única medición de una presión arterial elevada no acostumbra a ser suficiente para poder hablar de hipertonía. Habitualmente, también está condicionada por la primera visita a la consulta médica, durante la que se incrementan los valores de presión arterial del afectado (la denominada hipertonía de bata blanca). Para el desarrollo medio de la presión arterial estos datos no son representativos. En caso de valores dudosos, el médico efectuará varias mediciones, y, si fuese necesario, diferentes mediciones a lo largo de 24 horas, antes de decidir que se realicen más análisis o se recomiende un tratamiento. En base a lo presentado en los capítulos anteriores, puede concluirse que, por un lado, deben identificarse las cau-

> **!** También puede controlar su presión arterial en la farmacia (si los valores presentados eran normales hasta la fecha), si no lo hace ya en sus visitas normales al médico de familia.

sas de la subida de presión arterial y, por el otro, debe determinarse si la presión arterial alta ha provocado ya lesiones en los órganos.

Aquellos casos (poco frecuentes) en los que la hipertensión ha sido causada por la enfermedad de un órgano pueden curarse mediante una operación. Las modificaciones de órganos que aparecen como estados resultantes de la presión arterial alta, como, por ejemplo, un agrandamiento del corazón, pueden reestablecerse mediante el consecuente tratamiento de la hipertonía.

El camino para un diagnóstico concreto

El alcance del programa de diagnóstico, que se suma al examen médico, estará definido por el doctor y será diferente en cada caso. Naturalmente, siempre se incluye la determinación del peso corporal. En el punto central del examen se encuentra el sistema cardiovascular con los órganos que participan especialmente en la regulación de la circulación sanguínea, como por ejemplo los riñones. Por ello, por regla general se determina el tamaño del corazón y la actividad cardíaca mediante electrocardiograma (ECG) y una ecografía. Utilizando el electrocardiograma, el médico registra las corrientes eléctricas que se producen en las acciones del sistema nervioso propio del corazón y de la musculatura del corazón. Con ellas, es capaz de valorar el ritmo cardíaco y extraer datos acerca del tamaño y del grado de circulación sanguínea del corazón. La información datos detallada sobre la modificación del corazón, incluido su funcionamiento, se consiguen mediante el diagnóstico ultrasonográfico (ecocardiografía). Para diagnosticar la hipertonía, es importante que el agrandamiento del lado izquierdo del corazón pueda comprobarse mediante este método.

Examinar la capacidad de carga

En la mayoría de los hipertensos (casi nunca en los casos de formas no tratadas), el médico realizará además un examen de la capacidad de carga con una bicicleta ergonómica. Dicho examen facilita la valoración del comportamiento de la presión arterial bajo una carga corporal dosificada y, de esta forma, constituye un excelente fundamento sobre el que determinar el tipo de tratamiento y también recomendar un tipo de entrenamiento físico. Asimismo, permite la identificación de problemas de circulación sanguínea en el ámbito de las arterias coronarias, la enfermedad concomitante más frecuente de la hipertensión.

> ! En un ECG sometido a carga mediante bicicleta ergonométrica, se registra la curva de corriente del corazón antes, durante y después de la carga corporal. La resistencia aumenta progresivamente estando sentado o tumbado.

Para estimar el funcionamiento de los riñones resultan útiles los exámenes de orina y otras sustancias contenidas en la sangre que los riñones eliminan continuamente. También con métodos de tecnología de ultrasonido, la sonografía renal, puede evaluarse la forma de los riñones, incluida la pelvis renal. Este método permite también detectar los cálculos renales y deformaciones causadas por inflamaciones crónicas.

Sumamente importante es la evaluación del sistema vascular, para la que también se utiliza el diagnóstico mediante ultrasonidos. En particular, pueden examinarse las arterias carótidas y también las arterias renales y femorales, además de constatarse engrosamientos de la pared arterial con estrechamientos, obstaculización del flujo o incluso cierres de las arterias.

Oftalmoscopia y hemograma completo

Existe una zona concreta del cuerpo donde se pueden ver directamente los vasos sanguíneos: en el ojo. En la pared posterior del ojo, sobre la que se proyecta una imagen reducida del entorno como de una cámara si se tratara, se ramifican las venas y arterias necesarias para el suministro del fondo del ojo. El médico puede examinarlo con una oftalmoscopia especial, pudiéndose concluir así si la hipertonía existente ha causado ya modificaciones del sistema vascular.

La prueba con bicicleta ergonométrica y el examen del fondo del ojo forman parte del diagnóstico de hipertensión.

Los análisis de sangre son importantes para identificar los factores de riesgo y controlar si las medidas no medicamentosas son efectivas, pero también, si los medicamentos presentan efectos secundarios. Aquí se incluyen diabetes, colesterol HDL y LDL, ácido úrico, minerales y sustancias que representan la función renal, etc.

Así se mide la presión arterial

Los aparatos para la medición de la presión arterial forman parte de los utensilios imprescindibles del médico. Con ellos puede medirse la presión arterial del paciente sin que éste sufra molestias. La medición de la presión arterial, como se practica actualmente, tiene aproximadamente cien años de antigüedad.

En 1896, el italiano Scipione Riva-Rocci dio a conocer un método para la medición de la presión arterial consistente en un manguito colocado en el brazo que no requería una conexión directa con el vaso sanguíneo. Fundamental para la aplicación ulterior fue el registro simultáneo de los tonos arteriales, como lo recomendó por primera vez el médico ruso Korotkow. De este modo apareció la técnica de la medición «incruenta», tal y como la que practican hoy en día todos los médicos.

En este apartado se explican de forma detallada los métodos de medición de la presión arterial, ya que, en la mayoría de los casos, una terapia óptima debe incluir el autocontrol de la presión arterial por parte de los hipertensos. Tales mediciones facilitan información acerca del desarrollo de la presión arterial a lo largo del día, la reacción frente a situaciones especiales y también en caso de que existan molestias que no requieren una intervención médica inmediata. Además, informa de si los esfuerzos realizados en forma de cambios de alimentación, mayor actividad corporal y otras medidas son eficaces o si se debe efectuar alguna otra modificación.

A pesar de que, o precisamente porque, la medición de la presión arterial es un método de reconocimiento relativamente fácil, antes de realizar automediciones, deberá consultar a su médico o bien al personal especializado.

Automedición

Si desea medir usted mismo su presión arterial como medida de control en el marco del tratamiento de la hipertensión, práctica totalmente recomendable, deberá consultarlo antes con su médico habitual, quien lo aprobará en la mayoría de los casos. Todo paciente que controle por sí mismo la presión arterial deberá estar muy bien informado sobre la ejecución exacta y los posi-

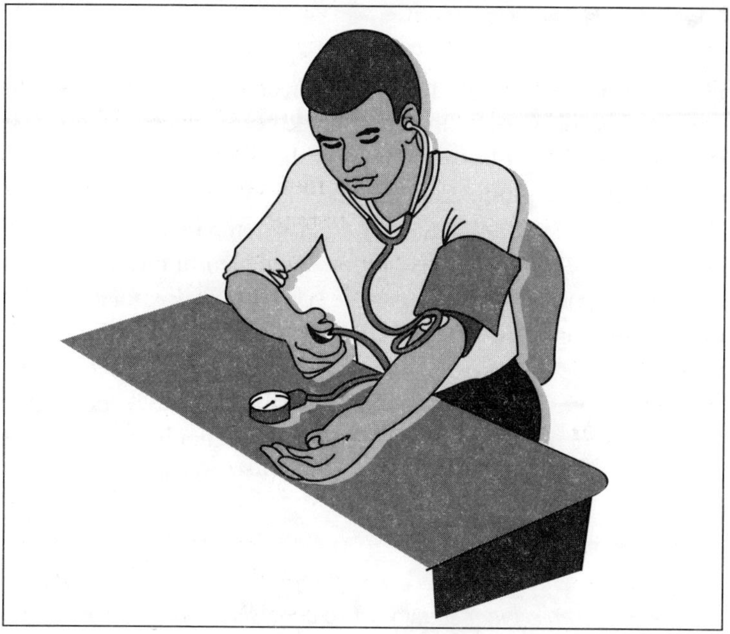

La figura muestra la correcta medición de la presión arterial en el brazo estando sentado; el manguito de medición y el corazón se encuentran a la misma altura.

bles fallos que pueden aparecer. En este sentido, aspectos importantes son el momento y la frecuencia de las mediciones, el registro de los valores de medición y su valoración.

Para la medición de la presión arterial por parte del médico y del paciente, existen hoy en día diversos aparatos especiales:

- Manómetro de mercurio (esfigmomanómetro) y manómetro con muelle (manómetro aneroide). Ambos instrumentos sirven para la medición no automatizada, es decir, manual.
- Tensiómetros electrónicos automatizados para la medición en el brazo y en la muñeca.
- Aparatos para la medición de la presión arterial durante 24 horas.

Medición arterial manual

Mediante un sistema de tubos se conectan tres elementos fundamentales del aparato: un manguito de goma hinchable, no elástico, que recubre el brazo en una funda de tela durante la medición, además un globo de goma que sirve para insuflar aire en el sistema y, de este modo, generar en el sistema la presión necesaria para la medición. En este globo se encuentra una válvula de escape que puede abrirse y cerrarse con un tornillo moleteado. El tercer componente es el verdadero instrumento de medición, un manómetro de mercurio o aneroide (instrumento indicador) que muestra la presión en el sistema de tubos descrito y, por tanto, también en el manguito de goma. Para la medición de la presión arterial se requiere también un audífono (estetoscopio).

Errores frecuentes en la medición de la presión arterial: El manguito se coloca en el lugar equivocado o demasiado flojo, o bien no se encuentra a la altura del corazón durante la medición.

Valores correctos gracias a una medición correcta

Por regla general, la presión arterial se mide en el paciente sentado y tras un intervalo de reposo de unos tres minutos (véase la ilustración de la página 63). El brazo en el que se efectúa la medición debe estar ligeramente doblado y el antebrazo apoyado sobre una superficie firme. El brazo debe encontrase a la altura del corazón, en caso contrario los datos obtenidos estarían falseados. Antes de colocar el aparato, debe extraerse todo el aire del manguito; para conseguirlo, la válvula de escape tiene que estar abierta. Al colocarlo debe tenerse en cuenta que el borde inferior del manguito se halle entre tres y cinco centímetros por encima del pliegue del codo y que el manguito recubra el brazo completamente, pero sin estrangularlo. El brazo tampoco puede estar comprimido por prendas de vestir, p. ej., mangas remangadas. Mediante este modo indirecto (es decir, desde fuera, no directamente en la arteria), se determinan los valores de presión diastólicos y sistólicos. Una vez el manguito se encuentra colocado como se ha descrito, se cierra la válvula de escape. Mediante la admisión de aire, se incrementa lentamente la presión en el sistema, mientras se observa la subida en el manómetro. La persona que lleva a cabo la medición controla simultáneamente el pulso por encima de la muñeca del brazo correspondiente.

El momento fundamental: los ruidos de Korotkow

Si la presión en el manguito supera la presión en las arterias del brazo, se interrumpe el flujo de sangre en el brazo. Por ello, ya no puede palparse el pulso en la muñeca. Durante el proceso de medición siguiente, el estetoscopio se sitúa sobre el pliegue del codo. Al accionar el tornillo de escape en el globo de goma, es posible evacuar lentamente el aire del sistema y, así, reducir la presión. Al hacerlo, se observa la bajada de la columna de mercurio del manómetro. En el momento en que la presión que ejerce el manguito sobre el brazo se corresponde con la presión arterial actual o bien empieza a superarla, la sangre vuelve a fluir rítmicamente en el brazo y puede palparse en forma de pulso o bien oírse en forma de ruido regular en la arteria que recorre el pliegue del codo (véase gráfico inferior). Dichos ruidos llevan el nombre del médico que describió por primera vez el método de la medición indirecta de la presión arterial, es decir, ruidos Korotkow.

El nivel del manómetro, en el que aparece el mencionado ruido rítmico, se registra como presión arterial sistólica. Cuando continúa descendiendo la presión y, de esta forma, también la columna de mercurio, se puede seguir oyendo dicho ruido. Entonces, llega una fase en que el ruido del estetoscopio se

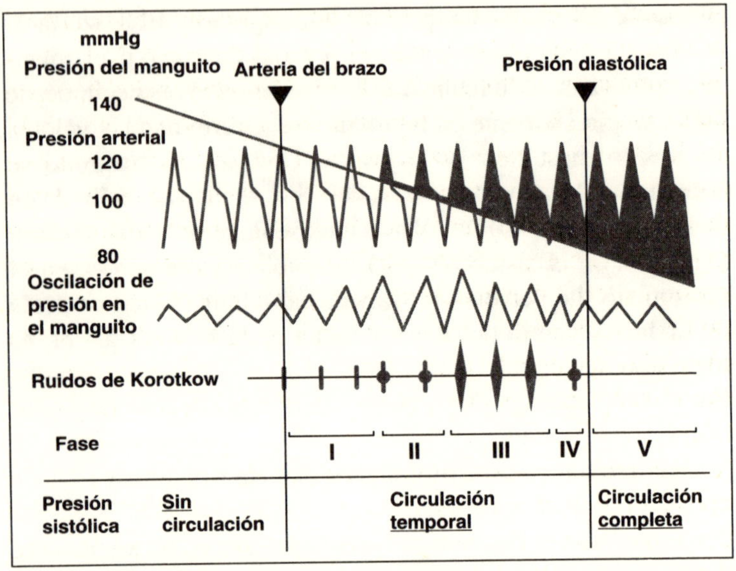

El gráfico muestra el desarrollo esquemático de la medición de la presión sistólica y diastólica. La línea transversal representa la caída de la presión media del manguito.

hace notablemente más débil y, finalmente, se convierte en inaudible. La desaparición del ruido se corresponde con la presión arterial diastólica y debe atribuirse a la modificación de las propiedades de circulación de la sangre en la arteria del brazo. Así pues, resulta fácil determinar la presión arterial sistólica y la diastólica, de forma que incluso el profano en medicina puede ser capaz de aprender rápidamente y poner en práctica este método.

Evitar los posibles fallos

Toda una serie de posibles fallos pueden falsear los resultados. Con anterioridad ya se ha advertido de que la colocación del manguito debe ser correcta. Otro factor de fundamental es que su tamaño sea el adecuado. El ancho y la longitud del manguito ordinario (manguito estándar, 12 a 13 centímetros de ancho y 24 centímetros de longitud) sólo resultan apropiados hasta un perímetro de brazo de 32 centímetros. Si el brazo es más grueso, lo que no es poco frecuente en el caso de hipertensos con sobrepeso, se requiere un manguito más ancho (15 centímetros de anchura y 30 centímetros de longitud). Si se utiliza el manguito estándar en un brazo muy grueso, se obtienen valores de presión arterial demasiado altos. Algunas hipertensiones se ha podido «curar» únicamente utilizando para la medición un manguito mayor, adecuado al perímetro del brazo en cuestión. Por el contrario, los niños necesitan manguitos más pequeños adaptados a su edad.

Naturalmente, el aparato debe haberse calibrado. Dicha operación deberá repetirse al menos cada dos años. No debe evacuarse el aire del sistema demasiado rápido (aproximadamente 2 a 3 mmHg de disminución de presión en la columna de mercurio por cada pulsación), si no se determinarán valores incorrectos. Al indicarse los valores de presión arterial, deberían utilizarse intervalos de 2 mmHg. Las escalas de los aparatos de medición deben presentar la división correspondiente. Actualmente, ya no debería realizarse la indicación de la presión en intervalos de 5 mmHg, como antes era habitual.

Consulte a su médico qué tensiómetro resulta más adecuado para usted. Lleve el aparato a la consulta para que el personal médico pueda explicarle su funcionamiento.

Aparatos electrónicos de medición

Hoy en día, están disponibles tensiómetros electrónicos para efectuar automediciones y también para su aplicación en la consulta médica, los cuales permiten efectuar mediciones tanto en el brazo como en la muñeca. Una parte de los aparatos destinados a la medición en el brazo se basa en el principio descrito anteriormente, si bien el registro de los ruidos de Korotkow se realiza mediante un micrófono incorporado al manguito, los cuales son identificados por un sistema electrónico y diferenciados de otras interferencias. La presión en el sistema se mide con un sensor de presión. La indicación de los datos es diversa; en la mayoría de los casos, los valores medidos pueden consultarse directamente en forma de números (digitales); Sin embargo, también existen otras formas para indicar los valores de presión arterial mediante señales ópticas o acústicas. Casi todos los aparatos muestran además la frecuencia del pulso.

Para garantizar una medición exacta con estos aparatos, debe respetarse un posicionamiento exacto del micrófono sobre la arteria del brazo. Por regla general, el manguito de presión arterial presenta la marca correspondiente. Se recomienda verificar antes de la primera medición dónde se puede palpar mejor el pulso a unos tres hasta cinco centímetros por encima del pliegue del codo. Acostumbra a ser la cara interior del brazo. El manguito debe colocarse siempre de forma que la zona marcada del micrófono se sitúe sobre la arteria. Para hacerlo, puede ser necesaria en la primera medición la ayuda de su doctor o del personal médico especializado.

Se recomienda leer atentamente las instrucciones del aparato y consultar a su médico. Regularmente, al menos una vez al año, debería llevar su tensiómetro a la consulta médica para que se verifiquen los valores de medición y así evitar posibles errores.

Método oscilométrico de medición

Casi con la misma frecuencia se utiliza otro principio en la medición electrónica de la presión arterial: el denominado método oscilométrico de medición. Con él se registran las oscilaciones de presión en función del pulso en el manguito de presión, en lugar de los ruidos de Korotkow y, de esta forma, se determina la presión arterial sistólica y diastólica. La fiabilidad de ambos aparatos es prácticamente la misma.

Si usted mismo se mide la presión arterial, debería utilizar un aparato con una bomba incorporada. Hinchar el manguito con la pera de goma es una carga corporal que, si bien no es excesiva, da lugar a que la medición no se lleve a cabo bajo las condiciones necesarias de reposo.

En algunos casos, los seguros de enfermedad se hacen cargo de la adquisición de un tensiómetro, si bien puede prescribirse de qué tipo es el que se ha de adquirir.

Medición en la muñeca

Los aparatos de medición de la presión arterial en la muñeca se han extendido mucho en los últimos años. Su colocación es más sencilla y necesitan menos preparación que los aparatos de medición diseñados para el brazo. No obstante, también en este tipo de aparatos existe la posibilidad de error, siendo la más frecuente e importante la derivada de una posición incorrecta durante la medición. Como ya se ha comentado al explicar el procedimiento de medición, el lugar de medición debe estar situado a la altura del corazón. En la medición efectuada en el brazo, está casi siempre asegurado gracias a las proporciones anatómicas de la medición con el paciente sentado; en el caso de la muñeca no ocurre lo mismo. Por ello, el antebrazo debe situarse de forma que la muñeca y el aparato de medición se encuentren a la altura del corazón. El indicador de los valores de medición debe hallarse en la cara interior de la muñeca (véase gráfico de la página siguiente). No en todas las personas pueden medirse los valores de presión de forma

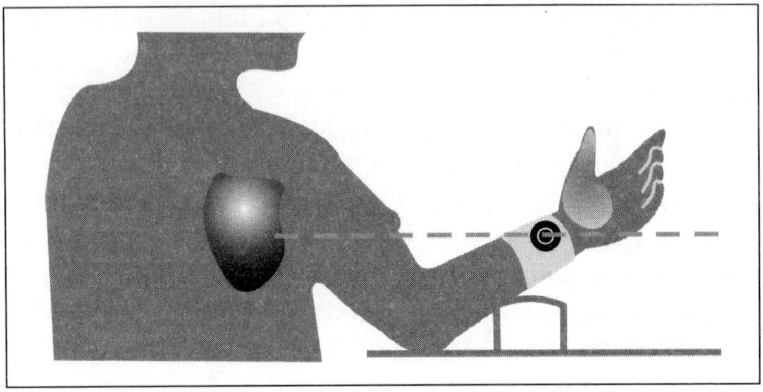

La figura muestra la posición correcta del brazo para las mediciones en la muñeca; la altura de la mesa debería ser de 70 a 75 centímetros.

correcta. También en este caso, el grosor y las características anatómicas de la muñeca juegan un papel fundamental. Los manguitos ordinarios son adecuados para una muñeca de unos 13,5 a 19,5 centímetros. Adicionalmente, existen tamaños especiales hasta un perímetro de 22 centímetros. Si para controlar su presión arterial desea adquirir un aparato de medición con aplicación en la muñeca, debería efectuar primero una comparación con los valores obtenidos en una medición efectuada en el mismo momento en el brazo. Si los valores resultantes de varias mediciones son iguales o escasamente diferentes, entonces podrá medir su presión arterial en la muñeca. En el caso de existir alteraciones del ritmo cardíaco, la medición oscilométrica de la presión arterial no será aplicable, puesto que con un pulso irregular se miden valores falsos. Si existen tales alteraciones, deberá consultar a su médico antes de adquirir un aparato.

Qué debe tener en cuenta

En la mayoría de los casos, una medición por parte del paciente puede facilitar una estimación del desarrollo de la presión arterial a lo largo del día. El médico determinará cuándo y con qué frecuencia deberán efectuarse estas mediciones. Especialmente importantes para la valoración de la efectividad de los medicamentos es la medición de la presión arterial efectuada la mañana previa a la toma de los remedios hipotensivos, porque en ese momento acostumbran a medirse los valores más altos.

No obstante, considere que la presión arterial cambia a lo largo del día y que no se pueden esperar valores constantes. La continua medición de la presión arterial y la observación temerosa del cambio de los valores pueden ejercer tener también un efecto desfavorable. El médico a quien se le entreguen los datos protocolizados deberá determinar si las subidas o las bajadas de presión son problemáticas, además indicará al paciente los valores límite, fuera de los cuales se recomienda una visita al doctor.

! Existen algunas asociaciones sin ánimo de lucro que evalúan periódicamente los tensiómetros para la automedición. Debería dejarse guiar por estos resultados a la hora de elegir su aparato.

Con una presión arterial bien regulada, dos o tres mediciones por semana son suficientes; deberían efectuarse mediciones adicionales si aparecen molestias (p. ej., mareos) o si existen enfermedades agudas (enfermedades por enfriamiento).

La automedición de la presión arterial proporciona al médico información complementaria fundamental para la efectividad del tratamiento y ayuda a evitar los efectos secundarios de los medicamentos. En muchos pacientes, los valores medidos en la consulta son más elevados que los medidos en casa. Esta reacción responde al ya mencionado «efecto de la bata blanca». Por ello, la automedición ayuda a determinar la dosis de medicamentos correcta, que en ocasiones puede ser muy alta si sólo se establece en base a la presión arterial determinada en la consulta médica.

Medición de la presión arterial durante 24 horas

Para estas mediciones, se utilizan aparatos portátiles basados en el mismo principio que las mediciones electrónicas de la presión arterial. Estos aparatos activan procedimientos de medición en intervalos que se pueden fijar (durante el día generalmente cada quince minutos, por la noche cada media hora) y además guardan los valores obtenidos. De esta forma, es posible valorar el perfil diario global de la presión arterial, incluso durante la noche, lo que es imposible con la automedición.

El ritmo de la presión arterial a lo largo de veinticuatro horas se desarrolla normalmente de la forma siguiente: Por la mañana, tras levantarse, la presión arterial aumenta con gran rapidez y luego sigue subiendo hasta el mediodía. Entonces, se registra una bajada durante una o dos horas; seguidamente se incrementa la presión arterial hasta última hora de la tarde y luego baja de forma clara. Los valores más bajos pueden registrarse sobre las 3 de la mañana (gráfico superior de la página 73). Si existe hipertensión (gráfico inferior de la página 73), también se sigue este ritmo, aunque en un nivel general más alto. Sin embargo, pueden aparecer también alteraciones del ritmo de presión arterial, p. ej., con valores elevados durante la noche. El objetivo de la terapia consistirá entonces en normalizar el ritmo.

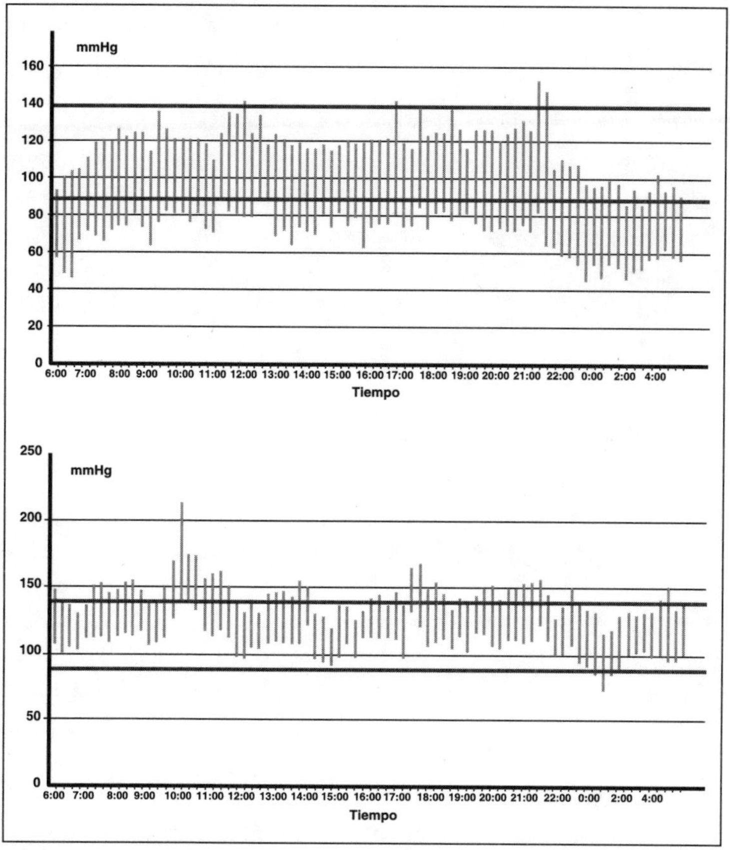

El gráfico superior muestra un ejemplo de perfil de presión arterial a lo largo de 24 horas; el gráfico inferior, el perfil diario en caso de hipertensión tratada de forma insuficiente. Las líneas rojas representan el valor límite sistólico (140 mmHg) y el diastólico (90 mmHg).

Tratamiento de la hipertensión arterial

El objetivo del tratamiento de la hipertensión es disminuir la presión arterial sistólica y diastólica hasta situarlas en valores normales. De este modo, se evitan aquellas modificaciones orgánicas causadas por la hipertonía que limitan el rendimiento y la vida en general.

Vías para una terapia eficaz

El concepto integral de la terapia destinada a combatir la hipertensión no sólo abarca la reducción de la presión arterial, sino también la influencia sobre otros factores que favorecen la aparición de enfermedades cardiovasculares. El paciente debe sentirse mejor en general; se pretende conseguir una mejor calidad de vida, así como un buen rendimiento físico y mental del hipertenso. Existen las siguientes posibilidades de tratamiento para la hipertonía:

- Modificaciones de la forma de vida en lo que a una alimentación óptima, un programa de entrenamiento físico y métodos de relajación se refiere.
- Tratamiento con medicamentos.
- Aplicación de métodos de implantación de catéter o bien operaciones destinadas a eliminar las constricciones vasculares en los riñones; extirpación del órgano responsable causal de la hipertensión arterial, como por ejemplo, de una cápsula suprarrenal que produce un exceso de hormonas.

Las medidas no medicamentosas o naturales no son sustitutivas de los fármacos, sino que siempre deben entenderse como un colaborador terapéutico en el tratamiento de la hipertensión arterial.

No se puede prescindir de los medicamentos

Si se sobrepasan los valores límite de presión arterial establecidos por el médico y se producen lesiones orgánicas condicionadas por la hipertensión, se hace imprescindible llevar a cabo un tratamiento con medicamentos. Lo mismo ocurre si, tras un largo período, no se puede normalizar una presión arterial demasiado alta mediante métodos curativos «naturales».

Una reducción óptima de la presión arterial se alcanza en la mayoría de los pacientes mediante una combinación razonable de las correspondientes medidas no medicamentosas y un tratamiento con medicamentos.

En estas páginas no se puede dar cabida a la aplicación de métodos de implantación de catéter ni a las operaciones, puesto que se trata de medidas poco frecuentes que requieren una información médica detallada e individual.

Normalizar la presión arterial mediante una alimentación adecuada

El sobrepeso y el consumo de sal fomentan la aparición de hipertensión arterial, tal y como se ha explicado ya anteriormente en la página 26 y siguientes. Además de la sal común, los ácidos grasos no saturados, el potasio y el magnesio son elementos importantes de la alimentación. Además, considerare-

A menudo los pacientes no empiezan a modificar seriamente su forma de vida causante de la presión arterial alta hasta que son tratados con medicamentos. Es posible que la dosis de fármacos pueda reducirse como resultado de dichas modificaciones.

mos factores que no actúan directamente sobre la presión arterial, pero sí aumentan el riesgo de padecer una enfermedad cardiovascular. En dicho grupo se incluye el colesterol y posiblemente también las sustancias que disminuyen el nivel de homocisteína y condicionan la aparición de radicales libres.

Sobrepeso

Uno de los métodos más eficaces para bajar la presión arterial en los hipertensos con sobrepeso consiste en eliminar los kilos de más. Con la pérdida de un kilogramo de peso, la reducción de la presión arterial es de 2 mmHg. El primer paso que deberá efectuar es valorar su propio peso. Para ello, hoy en día se utiliza en todo el mundo el índice de masa corporal (IMC) o *body mass index* (BMI). Dicho índice está determinado por el peso y la estatura y se calcula conforme a la fórmula siguiente:

$$\text{IMC} = \frac{\text{Peso corporal en kg}}{(\text{Estatura corporal en m})^2}$$

Si el IMC alcanza un valor de 30 o superior, se habla entonces de obesidad o adiposis; en tal caso se recomienda encarecidamente la pérdida de peso corporal. Si los valores se hallan entre 25 y 30, se trata de sobrepeso. En el caso de las personas mayores, hay que ser algo menos estrictos, pues un ligero sobrepeso no supone una reducción de la esperanza de vida. Sin embargo, si la presión arterial es demasiado alta, debería aprovecharse la oportunidad de disminuirla a cualquier edad por medio de la normalización del peso.

El sobrepeso es más que un simple problema estético: En los países occidentales industrializados es la primera causa de enfermedades cardiovasculares e hipertensión.

Clasificación del peso corporal conforme al índice de masa corporal

IMC	Clase de peso
<20,0	Peso insuficiente
20,0-24,9	Peso normal
25-29,9	Sobrepeso
30,0-34,9	Obesidad (adiposis)
35,0-39,9	Obesidad premórbida (adiposis)
>40,0	Obesidad mórbida (adiposis patológica)

El sobrepeso y, en particular, la adiposis reduce la esperanza de vida. Este riesgo depende también de la distribución de la grasa en segmentos corporales distintos. En este sentido, se diferencia entre la forma de manzana y la de pera. La forma de manzana es predominantemente el tipo de distribución masculino, y está caracterizada por la acumulación de grasa en la zona de la barriga. En la forma de pera, tipo de distribución femenino, la mayor parte de la grasa se asienta en las caderas y las nalgas. En caso de que exista sobrepeso, la forma de manzana se denomina también adiposidad central y se caracteriza por un riesgo notablemente mayor de que aparezcan alteraciones del metabolismo lipídico y glucídico (véase también la página 42 y siguientes).

Los resultados permanentes de la pérdida de peso no se alcanzan con dietas temporales, sino únicamente con una modificación de la alimentación y la forma de vida; a ser posible, no sólo debería hacerlo el afectado, sino toda la familia.

Así de determina el tipo de distribución

Mida en centímetros el perímetro de su barriga horizontalmente, justo por encima del ombligo (a ser posible con el estómago vacío), y a continuación el perímetro de sus caderas, también en horizontal, allí donde la amplitud sea mayor tendiendo en cuenta caderas y nalgas. La asignación a un tipo de distribución es el resultado del cociente entre barriga y caderas (perímetro de barriga dividido entre el perímetro de cadera). Si en el hombre es mayor de 1 o bien en las mujeres es mayor de 0,85, se trata de un tipo de distribución central con un gran riesgo más elevado de enfermedad. En estos casos, la necesidad de reducir peso es más grande.

Es sabido que, después de una dieta, no resulta fácil mantener el peso alcanzado. La cantidad de dietas y preparados que se anuncian en las revistas y que prometen resultados sensacionales en tan sólo unos pocos días o semanas es enorme y son el testigo de unos esfuerzos a menudo frustrados.

Reducir el peso de forma duradera

En el caso de los pacientes hipertensos no se trata de conseguir resultados rápidos; mucho más importante es lograr una pérdida constante de peso. A ser posible, los resultados alcanzados deben mantenerse y evitar ganar peso de nuevo. No se deben seguir curas de ayuno, ya que llevan al organismo a un consumo muy bajo de energía, registrándose, al retomar una alimen-

La utilización de medicamentos destinados a la pérdida de peso debería constituir una excepción. Se sabe que algunos de estos medicamentos hacen subir la presión arterial, si bien en formas extremas de adiposidad o falta de efectividad de las dietas, puede acudirse en ocasiones a este tipo de fármacos incluso en el caso de pacientes hipertensos.

tación normal, un nuevo incremento del peso en la mayoría de los casos. La oscilación considerable del peso corporal, también denominado efecto yoyó, es negativa para la presión arterial y el metabolismo.

Una pérdida de peso tiene lugar cuando la alimentación aporta menos calorías de las que necesita el organismo para sus necesidades energéticas. Entonces, el cuerpo debe cubrir este déficit mediante las reservas propias (a más largo plazo, el tejido adiposo). De esta forma está claro que puede reducirse el peso como consecuencia de la menor ingesta de calorías, resultado de la modificación de la alimentación, así como del mayor consumo de calorías resultado de una mayor actividad corporal. Dicho de forma resumida: «Comer menos grasa, más actividad».

Modificar los hábitos alimenticios

Si su peso corporal es demasiado alto y tiene la firme intención de alcanzar un peso normal, es preciso que modifique sus hábitos alimenticios. Para ello, deberá realizar en primer lugar un inventario:

- Determine su IMC y su tipo de distribución. Esto es también importante para poder valorar los resultados posteriores.
- Analice sus hábitos alimenticios actuales, es decir, registre durante varios días qué alimentos y bebidas ingiere diariamente en sus comidas.
- Utilizando la tabla que encontrará a partir de la página 86, que muestra el contenido de kilocalorías y el aporte de grasa, proteína y azúcar para diferentes alimentos y bebidas, calcule aproximadamente cuántas kilocalorías, grasas, proteínas e hidratos de carbono ingiere. Lo mismo se hará en relación con el consumo de sal (véase la página 94).
- Analice qué situaciones le inducen habitualmente a comer en exceso (p. ej., ir a comprar con el estómago vacío, las

comidas irregulares, las comidas ricas en calorías para cenar, tomar café acompañado de generosas porciones de pastel con regularidad).

El contenido energético o valor energético fisiológico de los alimentos se indica en kilocalorías o kilojulios. 1 kilocaloría (kcal) equivale a 4,184 kilojulios (kJ).

Una vez conozca su situación de partida, planifique las modificaciones de su alimentación conforme a los principios siguientes:

- Reduzca la ingesta de calorías a 1.200 a 1.500 kilocalorías en función de su carga física diaria. En este sentido, es mejor sustituir los alimentos ricos en calorías por alimentos bajos en calorías en lugar de saltarse las comidas. Se sigue recomendando realizar de cuatro a cinco comidas al día. La sustitución de alimentos significa, principalmente, consumir menos grasa, la cual tiene el mayor valor energético, es decir, es la que más energía acostumbra a suministrar al organismo, en concreto, nueve kilocalorías por gramo (proteínas y azúcar tienen sólo unas cuatro kilocalorías por gramo).
- A la hora de elegir los alimentos, no sólo tenga en cuenta la cantidad de kilocalorías, sino también los principios relativos a una dieta saludable. Esto significa: Se reducen de forma preventiva las grasas animales que contienen colesterol y ácidos saturados y se sustituyen por una elevada aportación de alimentos de origen vegetal que suministran los minerales y oligoelementos necesarios. También debe respetar el consumo de ácidos grasos no saturados, así como la ingesta reducida de sal y pocos productos derivados azúcar.

- La distribución óptima de las kilocalorías diarias sería: cincuenta por ciento de hidratos de carbono, treinta por ciento de grasas y veinte de proteínas. Con un aporte diario de 1.500 kilocalorías, esto representa aproximadamente: 200 gramos de hidratos de carbono, 50 gramos de grasa y 70 gramos de proteínas; la grasa debería componerse, en una proporción de un tercio en cada caso, de grasas saturadas, grasas no saturadas y grasas poliinsaturadas.
- Aumente su actividad física y, de esta forma, el consumo de energía (véase la página 114 y siguientes). Controle además su peso con regularidad, a ser posible cada día. Obviamente el peso variará de un día a otro, por ejemplo, en función de la retención de líquidos en el tejido.

No se desanime

Después de un buen resultado inicial, la pérdida diaria de peso se reduce. En ese momento, se corre el peligro de que el afectado «desista». Si cada día ingiere 1.000 kilocalorías menos de las que necesita el cuerpo, significa una pérdida de aproximadamente 100 gramos de tejido graso. Por ello, no debería proponerse metas demasiado grandes; dos o tres kilogramos de pérdida al mes representan es buen resultado. Piense: se trata de mantener el peso alcanzado.

> **!** La fórmula antes habitual para calcular el peso normal de «estatura en centímetros menos 100» ha quedado en desuso. En su lugar se utiliza el índice de masa corporal.

Sodio

Como ya se ha mencionado anteriormente, existe una estrecha relación entre el contenido de sal de los alimentos y la hipertensión arterial (véase también la página 29). La sal común es cloruro sódico. Un gramo de cloruro sódico contiene 0,45 gramos de sodio. En la medicina china tradicional ya se advertía de que «demasiada sal da lugar a un pulso intenso».

Otros países, otros valores

En diversos países del mundo se ha efectuado una comparación entre la frecuencia de aparición en la población de la hipertensión arterial y el aporte diario de sal. Los resultados obtenidos son interesantes: Los grupos de población con un consumo menor de sal común enfermaban con menos frecuencia de hipertensión. Así, en el caso de los esquimales, que consumen muy poca sal (por debajo de cinco gramos diarios como promedio), la enfermedad aparece raramente. Es obvio que otros hábitos de vida diferentes también juegan un papel relevante en este hecho.

En Japón, la ingesta de sal en el norte del país era considerablemente más elevada que en el sur. De forma análoga se comportaba la incidencia de la hipertensión arterial en esta región. En el norte de Japón, donde se partía de un consumo medio de sal de 25 gramos por día y persona, se constató que casi el cuarenta por ciento de la población presentaba una presión arterial alta. Este hecho sin duda confirma la importancia de la sal común en la alimentación.

La tabla de las páginas siguientes presenta, para los alimentos más habituales, el valor energético fisiológico (contenido energético) en kilocalorías, así como el contenido de grasas, proteínas e hidratos de carbono en gramos. Los datos hacen referencia a las porciones normales (p ej., 1 cucharada de aceite ≈ 10 g, 1 loncha de queso ≈ 20 g, 1 loncha de embutido ≈ 30 g, 1 porción de arroz ≈ 100 g).

Alimento	Cantidad (en g)	Valor energético (en kcal)	Grasa (en g)	Proteínas (en g)	Carbohidratos (en g)
Verduras (sin cocinar)	100	<50	≈0,2	≈1,5	≈2-5
(Alcachofas, berenjenas, brotes de bambú, coliflor, judías verdes, brécol, endivias, col china, lechuga iceberg, canónigos, hinojo, col verde, pepinos, colinabo, nabos, lechuga, zanahorias, pimientos, puerros, achicoria roja, rábanos, ruibarbo, col de Bruselas, remolacha, col lombarda, rúcula, col agria, escorzonera, espárragos, espinacas, tomates, repollos, col rizada, calabacines, cebollas)					
Patatas (sin cocinar)	100	70	0,1	2,0	14,8
Setas (sin cocinar)	100	<30	~0,5	~2,5	~0,5
Legumbres (crudas)					
Judías blancas	100	240	1,6	21,0	35,0
Guisantes	100	270	1,4	23,0	41,0
Lentejas	100	270	1,5	24,0	41,0
Frutas (sin cocinar)	100	40-60	~0,5	0,5-1,0	~10,0
(Manzanas, albaricoques, peras, pomelos, cerezas, naranjas, ciruelas, melocotones, melones, nectarinas, limones)					
Plátanos	100	94	0,2	1,1	22,0
Bayas	100	~35	~0,5	~1,0	~5-6
Frutos secos, granos					
Avellanas (aprox. 10 unidades)	20	130	12	206	203
Nueces (aprox. 5 unidades)	20	130	12	3,0	2,4
Cacahuetes (tostados)	20	120	10	5,3	1,9
Almendras	20	115	11	3,6	0,7
Sésamo	20	115	10	4,2	2,0
Pipas de girasol (sin cáscara)	20	120	10	5,3	2,4

Cereales					
Cebada, sémola de trigo y de maíz	100	~340	~1,3	~10,0	~71,0
Copos de avena	100	350	7,0	13,5	58,0
Arroz (hervido)	100	106	0,2	2,0	24,0
Salvado de trigo y de centeno	100	180	4,5	17,0	17,0
Almidones	100	340	0,1	0,5	85,0
Copos de maíz	100	350	0,6	7,7	80,0
Muesli de frutas	100	360	9,0	10,0	67,0
Muesli de chocolate	100	400	12,0	10,0	64,0
Pasta de huevo	100	360	3,0	13,0	70,0
Pasta sin huevo	100	360	1,0	12,0	75,0
Pasta integral	100	340	3,0	15,0	64,0
Productos de panadería					
Pan de centeno (1 rebanada)	60	125	0,7	4,1	26,0
Pan de trigo (1 rebanada)	60	135	0,7	4,0	29,0
Pan blanco (1 rebanada)	50	120	0,7	4,1	24,0
Panecillo	50	135	1,1	4,3	28,0
Pan multicereales (1 rebanada)	60	130	1,0	4,6	26
Pan integral (1 rebanada)	60	117	0,7	4,4	23
Crackers (2 rebanadas)	20	64	0,3	2,0	13
Pasteles y bollería					
Galletas de mantequilla	100	420	10,0	8,0	75
Pastel con frutos secos	100	440	30,0	7,0	37
Pastel de frutas (masa con levadura)	100	180	4,0	4,0	33

Alimento	Cantidad (en g)	Valor energético (en kcal)	Grasa (en g)	Proteínas (en g)	Carbohidratos (en g)
Pasteles y bollería					
Pastel de nata	100	370	25,0	5,0	30
Rosquillas y palitos salados	100	350	0,5	10,0	76
Leche, productos lácteos					
Leche UHT (3,5% grasa)	200	128	7,0	6,6	9,6
Leche UHT (1,5% grasa)	200	94	3,0	6,8	9,8
Suero de manteca	200	70	1,0	7,0	8,0
Yogur (3,5% grasa)	100	61	3,5	3,3	4,0
con frutas, azucarado	100	94	3,1	2,9	13,5
Yogur (1,5% grasa)	100	44	1,5	3,4	4,1
con frutas, azucarado	100	78	1,3	3,0	13,6
Suero	200	48	0,4	1,6	9,4
Nata batida (30% grasa)	20	60	6,0	0,5	0,7
Nata agria (10% grasa)	20	24	2,0	0,6	0,7
Nata fresca (40% grasa)	20	76	8,0	0,4	0,5
Queso					
Queso fresco con doble materia grasa	20	68	6,3	2,3	0,5
Feta (40% grasa)	20	44	3,2	3,8	<0,5
Queso fresco (60% grasa)	20	50	4,6	1,7	0,5
Requesón (40% grasa)	100	160	12,0	11	2,6

Requesón (20% grasa)	100	110	5,0	13	2,7
Requesón desnatado	100	72	0,3	14	3,2
Mascarpone	20	92	10,0	1	0,7
Mozzarella	20	51	4,0	3,7	<0,5
Brie (50% grasa)	20	69	5,6	4,5	<0,5
Camembert (60% grasa)	20	76	6,8	3,6	<0,5
(30% grasa)	20	43	2,7	4,7	<0,5
Chester, cheddar (50% grasa)	20	79	6,5	5	<0,5
Edamer (45% grasa)	20	71	5,7	5	<0,5
Emmental (45% grasa)	20	80	6,2	5,8	<0,5
Gouda (40% grasa)	20	60	4,5	5	<0,5
Gorgonzola	20	72	6,2	3,9	<0,5
Harzer	20	25	0,1	6,0	<0,5
Leerdamer (45% grasa)	20	70	5,5	5,2	<0,5
Limburger (40% grasa)	20	54	4,0	4,5	<0,5
Parmesano (40% grasa)	20	75	5,2	7,1	<0,5
Queso de cabra (45% grasa)	20	56	4,4	4,2	<0,5
Pescado					
De agua salada	100	72-96	0,1-0,9	17-20	<0,5
(Platija, mero, bacalao, abadejo, solla, locha de roca, salmón, lenguado, rodaballo)					
Arenque (del Atlántico)	100	230	18,0	18	<0,5
Arenque (del Báltico)	100	155	9,0	18	<0,5
Gallineta nórdica	100	105	3,6	18	<0,5
Sardina	100	120	4,5	19	<0,5

Alimento	**Cantidad (en g)**	**Valor energético (en kcal)**	**Grasa (en g)**	**Proteínas (en g)**	**Carbohidratos (en g)**
Pescado					
Merluza	100	90	2,5	17	<0,5
Atún	100	226	16,0	22	<0,5
De agua dulce	100	~80	0,7-0,9	18-19	<0,5
(Perca, lucio, tenca, lucioperca)					
Anguila	100	280	25,0	15	<0,5
Trucha	100	100	2,7	20	<0,5
Carpa	100	115	5,0	18	<0,5
Salmón	100	200	14,0	20	<0,5
Carnes y aves					
Pato	100	230	17,0	18	<0,5
Ganso	100	340	31,0	16	<0,5
Pollo (pollo asado)	100	165	10,0	20	<0,5
Pavo	100	210	15,0	20	<0,5
pechuga (sin piel)	100	105	1,0	24,	<0,5
Ternera (sin grasa)	100	95	0,8	22	<0,5
Cordero (sin grasa)	100	115	3,7	21	<0,5
filete	100	110	3,4	20	<0,5
chuletas	100	350	32,0	15	<0,5
Buey (sin grasa)	100	100	1,9	21	<0,5
filete	100	120	4,0	21	<0,5
lomo	100	130	4,5	22	<0,5

Cerdo (sin grasa)	100	105	1,9	22	<0,5
vientre	100	260	21,0	18	<0,5
codillo	100	190	12,0	19	<0,5
cuello	100	104	2,0	22	<0,5
chuleta	100	190	14,0	17	<0,5
costillar	100	150	7,6	20	<0,5
Caza (conejo, corzo)	100	110-120	1,3-3,6	21-23	<0,5
Embutidos y productos de la carne					
Embutido de ave (magro)	30	33	1,4	4,9	<0,5
Paté de hígado (magro)	30	77	6,3	5,1	<0,5
Embutido ahumado para untar	30	120	9,4	4,2	<0,5
Salchichón	30	111	9,9	5,6	<0,5
Jamón, cocido	30	58	3,8	5,9	<0,5
ahumado	30	115	11,0	5,1	<0,5
Salchicha blanca (1 unidad)	70	200	19,0	7,8	<0,5
Salchicha tipo Viena (1 unidad)	70	207	20,0	7,1	<0,5
Huevos, grasas, aceites					
1 huevo de gallina	58	90	6,6	7,4	0,4
Aceites animales	20	180	~19,5	<0,5	<0,5
(Manteca, grasa de ganso, aceite de hígado de bacalao, grasa de vacuno, manteca de cerdo)					
Mantequilla	20	150	17,0	<0,5	<0,5
Grasas y aceites vegetales	10	90	~9,5	<0,5	<0,5
(Aceite de cardo, aceite de cacahuete, aceite de coco, aceite de oliva, aceite de colza, aceite de sésamo, aceite de soja, aceite de girasol, aceite de pepitas de uva, aceite de germen de trigo)					

Alimento	Cantidad (en g)	Valor energético (en kcal)	Grasa (en g)	Proteínas (en g)	Carbohidratos (en g)
Huevos, grasas, aceites					
Margarina	20	144	16	<0,5	<0,5
Mayonesa (50% gra sa)	20	98	10	<0,5	<0,5
Dulces					
Miel	20	65	0	<0,1	16
Crema de nueces para untar	20	106	6,0	0,8	12
Golosinas	100	328	<0,5	6,0	76
Confituras	20	53	<0,5	0,1	13
Chocolate amargo	100	480	30	5,3	47
Chocolate con leche (por tableta)	100	531	30	9,2	56
Azúcar	100	400	0	0,0	100
Bebidas					
Bebidas de cola	200	86	0	<0,5	11,0
Limonada	200	100	0	<0,5	12,0
Cerveza sin alcohol	500	138	0	2,1	30,0
Cerveza de fermentación baja	500	200	0	2,5	13,0
Cerveza tipo pilsen	500	200	0	2,5	12,0
Cerveza de trigo	500	230	0	2,5	13,0
Vino tinto (seco)	200	135	0	0,4	5,2
Vino blanco (seco)	200	140	0	0,2	5,2
Champán	150	125	0	0,1	7,5
Aguardiente, 38%	25	53	0	<0,5	<0,5
40-45%	25	62	0	<0,5	<0,5
Licor	25	42	0	<0,5	7,5

A ser posible, consumir poca sal

A partir de este estudio, y de muchos otros, puede derivarse que es posible influir en la hipertonía reduciendo el consumo de sal. La necesidad normal de sal en el hombre es de uno a tres gramos diarios. La cantidad puede aumentarse si existe una pérdida de sal, p. ej., en caso de diarreas o sudoración intensa. No obstante, la necesidad diaria, situada entre uno y tres gramos, se contrapone a un consumo medio real de sal de unos nueve a doce gramos, tal y como han constatado, entre otros, los análisis realizados en el marco del estudio «Intersalt». A estos valores medios contribuyen también aquellas personas que consumen hasta 20 gramos de sal al día. Así pues, el paciente dispone de una alternativa fácil para influir positivamente sobre su presión arterial alta.

¿Una alimentación estricta baja en sal?

Dado que todos los alimentos contienen sal, resulta problemático mantener una alimentación estricta baja en sal o bien completamente exenta de ella. Una nutrición estricta baja en sal (inferior a tres gramos de sal al día) supone el consumo de alimentos básicos sometidos a una preparación especial, como por ejemplo, pan y embutidos bajos en sal o leche sin sal. Esta forma de nutrición no es sólo difícil de llevar a la práctica, sino que tampoco resulta demasiado apetitosa. Únicamente debería aplicarse cuando la terapia medicamentosa necesaria no sea posible por alguna razón, si bien no puede sustituir en la mayoría de los casos a la terapia farmacológica.

En la tabla no se incluyen platos precocinados. La razón de ello es que, hoy en día, la mayoría de ellos ya incluyen información relativa al valor energético y otros elementos alimenticios fundamentales. Esto debe motivarle a que en su elección se incline por alimentos que contengan esta información.

Consideraciones que debe tener en cuenta

Los pacientes hipertensos deberían respetar una alimentación baja en sal, con un consumo diario de este producto por debajo de los seis gramos. A la hora de cocinar, no se debería utilizar sal y prescindir de alimentos con un alto contenido de la misma. Son, sobre todo, aquellos a los que se les ha añadido sal por razones de conservación o sabor, tales como pesca salada, pepinillos en salazón, frutos secos o aceitunas saladas, *ketchup*, carne en salazón. El jamón, los embutidos duros, así como los preparados de queso contienen también mucha sal. Así, por ejemplo, 100 gramos de jamón ahumado contienen unos cinco gramos, quesos como el camembert o el queso graso (tampoco se recomienda por el elevado porcentaje de grasa y, por tanto, de energía que contiene), unos 2,5 gramos por cada 100 gramos. Además, hay que tener en cuenta que el pan también contiene relativamente mucha sal y, por ello, al configurar una dieta baja en sal debería equilibrarse su consumo (véase la tabla de la página siguiente).

La verdura fresca puede consumirse sin limitación, si bien no ocurre lo mismo con las conservas en lata o botes de cristal, a las cuales se les añade sal para su conservación. Si no le es posible cocinar verdura fresca, debería decantarse por los productos congelados. No obstante, debe tener en cuenta que los productos precocinados congelados pueden contener sal añadida.

Sabor a pesar de utilizar poca de sal

La adaptación a una alimentación baja en sal debería realizarse de forma consciente. Las investigaciones han demostrado que los pacientes hipertensos tienen a menudo un mayor «apetito de sal». La diversidad de hierbas aromáticas y especias que actualmente están disponibles durante todo el año y que pueden utilizarse de forma ilimitada, ofrecen alternativas muy sabrosas. Únicamente en los primeros días de adaptación se nota un «sabor insípido», posteriormente ocurre lo contrario, el sabor propio de los alimentos y componentes aromáticos, que de otra manera quedan encubiertos por la sal, se manifiestan con mayor intensidad.

Por otra parte, se aconseja, en especial en el tratamiento con fármacos hipotensivos que contienen diuréticos (remedio hipotensivo que promueve la eliminación de agua y sal), optar por alimentos ricos en potasio y magnesio.

Potasio y magnesio

Los expertos siguen debatiendo si el potasio y el magnesio reducen la presión arterial, sobre todo en el caso de este último. En cualquier caso, una aportación suficiente de ambas sustancias es fundamental si se padece hipertensión arterial y, especialmente, si se utilizan diuréticos, si bien existen hoy en día diuréticos con los que no se produce pérdida de potasio, los denominados diuréticos ahorradores de potasio.

El potasio y el magnesio son minerales que juegan un papel significativo para el metabolismo, en especial el del sistema nervioso, de los vasos y del miocardio. Se encuentran principalmente en la fruta y la verdura. En el caso del potasio, se recomienda una ingesta diaria con la comida de dos a tres gramos como mínimo; en el caso del magnesio, unos 0,4 gramos. Los alimentos habituales acostumbran a contener demasiada sal y poco potasio. Al cocinar la verdura, por ejemplo, las patatas, una gran parte de potasio se pierde en el agua de cocción.

Respetar una proporción correcta

A la hora de valorar un alimento, no sólo es interesante el porcentaje de un elemento concreto, sino también la proporción de contenido energético, puesto que para garantizar que se cubre las necesidades de estas sustancias fundamentales no deseamos que

Contenido de sal de los grupos de productos alimenticios más importantes

¡En caso de hipertensión arterial no consumir más de 6 gramos de sal al día!

Hasta 0,2 gramos por 100 gramos – Posible utilización sin necesidad de hacer balance

Frutas frescas (zumos)
Frutas en conserva
Verdura fresca (zumos)
Patatas (sin sal)
Cereales (copos de avena, harina, arroz, etc.)
Pescado fresco (sin sal)
Carne (sin sal)
Leche y requesón sin sal

Hasta 2,5 gramos por 100 gramos – Se requiere cálculo y balance de la ingesta diaria de sal

Alimento	**Sal en g/100 g**
Pan (mejor de tipo integral)	1,0-2,0
Verduras en conserva	0,4-1,0
Queso fresco	0,8
Pescados en conserva	1,0-2,0
Embutidos frescos (p. ej., fiambre de jamón, jamón cocido, etc.)	1,5-2,5
Queso	1,5-2,5

Por encima de 2,5 gramos por 100 gramos – Evitar

Alimento	**Sal en g/100 g**
Quesos como brie, camembert	2,5-3,5
Jamón ahumado	5,0
Tocino	4,0
Embutidos duros	3,5-4,5
Ketchup	*2,8*
Aceitunas maceradas	4,5
Palitos salados	4,0
Arenque en salazón	10,0

el aporte energético sea elevado. Teniendo en cuenta esta condición, productos como las espinacas, la col rizada, el brécol, el colinabo y otras variedades de col, las setas, los plátanos, las frutas secas (en especial, albaricoques secos), las nueccs y las patatas (véase la tabla de la página 98), son especialmente importantes en el aporte de potasio y magnesio. Es fundamental que la preparación de las verduras sea cuidadosa, puesto que en el agua de cocción se pierde una gran parte de los minerales y otros elementos como vitaminas y oligoelementos. Si comparamos diferentes tipos de pan, por ser un alimento básico, vemos que 100 gramos de pan integral de centeno, un tipo de pan integral, contiene 290 miligramos de potasio y 54 miligramos de magnesio; en contraposición, la misma cantidad de panecillo o pan blanco, tan sólo 130 miligramos de potasio y 24 miligramos de magnesio. Así pues, también desde este punto de vista se subraya el mayor nivel nutricional de los tipos de pan integrales.

La regla básica para las grasas es: Optar por las grasas vegetales en lugar de las grasas animales (una excepción son los pescados de agua salada).

Por tanto, su alimentación, sobre todo si está siendo tratado con los ya mencionados diuréticos, deberá ser rica en frutas y verduras, incluidos los zumos y caldos correspondientes. Si además existe una enfermedad renal, es imprescindible que consulte personalmente con su médico las directrices de alimentación que debe seguir en el tratamiento para asegurar el aporte de sal y potasio.

Calcio

El calcio es especialmente importante para el metabolismo óseo y contrarresta la descalcificación de los huesos (osteopo-

Alimentos ricos en potasio y magnesio

Aporte diario de potasio recomendado: 2 g = 2.000 mg.
Aporte diario de magnesio recomendado: 0,4 g = 400 mg.

Alimento	**Cantidad en g**	**kcal**	**Potasio en mg**	**Potasio/100 kcal en mg**	**Magnesio en mg**	**Magnesio/100 kcal en mg**
Legumbres						
Judías (blancas)	100	240	1340	558	140	58
Garbanzos	100	270	940	348	118	44
Lentejas	100	270	837	310	129	47
Guisantes (verdes)	100	70	340	485	30	43
Verduras						
Espinaca	100	15	554	3700	58	386
Coliflor	100	22	330	1500	17	77
Brécol	100	26	279	1073	24	92
Col de Bruselas	100	36	450	1250	22	61
Col rizada	100	37	490	1325	31	84
Colinabo	100	24	322	1341	43	179
Patata	100	70	410	586	20	29
Hinojo	100	24	494	2058	49	204

Champiñón	100	21	390	1857	13	62
Frutas						
Plátano	100	94	382	406	31	33
Albaricoque	100	43	280	651	9	21
Albaricoque (seco)	30	72	479	571	15	21
Pan						
Pan de cereales integrales	100	185	338	183	80	43
Pan multicereales	100	216	290	135	70	32
Pan de centeno	100	210	185	88	30	14
Pan integral de centeno	100	195	291	149	54	28
Pan blanco	100	236	130	55	24	10
Frutos secos						
Almendras	20	115	167	145	34	30
Pipas de girasol	20	120	145	121	84	70

rosis). Se encuentra en abundancia en la leche y los productos lácteos. Su acción sobre la presión arterial es cuestionable. En lo que a hipertensión se refiere, no es necesario dar consejos especiales relativos a la alimentación.

Grasas

El término «grasas» abarca numerosas sustancias que tienen un efecto diverso sobre la aparición de modificaciones arterioscleróticas de los vasos sanguíneos. El colesterol (que se encuentra principalmente en las grasas animales y la yema de huevo) y los denominados triglicéridos favorecen la incidencia de enfermedades cardiovasculares (véase la página 41 y siguientes). Se ha comprobado que aquellas personas con un contenido mayor de colesterol en la sangre padecen con mucha más frecuencia infartos de miocardio o problemas de circulación sanguínea que las personas con un nivel de colesterol normal.

> **!** Varios estudios han demostrado que un elevado consumo de pescado en la dieta aumenta la esperanza de vida. Se recomienda comer pescado de una a dos veces por semana.

Por el contrario, los denominados ácidos grasos no saturados tienen un efecto positivo, pues disminuyen el colesterol LDL y contrarrestan la formación de calcificación arterial. Éstos se encuentran en los aceites vegetales y las variedades de margarina con ácidos grasos no saturados declarados. Existen ácidos grasos simples y ácidos poliinsaturados. La composición de una dieta óptima debería incluir, en una proporción de un tercio en cada caso, ácidos grasos saturados, no saturados simples y poliinsaturados. Una fuente de ácidos grasos no saturados simples es, p. ej., el aceite de oliva.

La grasa no es siempre grasa

Ciertos ácidos grasos no saturados simples ejercen también un efecto directo sobre la presión arterial. Éste es el caso, p. ej., de los denominados ácidos grasos n-3 como los ácidos eicosapentaenóicos e docosahexaenóicos, que pueden influir positivamente sobre la hipertensión, reducir el nivel de colesterol y, por tanto, son importantes en la profilaxis de hipertonía y arteriosclerosis. Ricas en estos ácidos grasos son las grasas vegetales de los aceites de girasol, cardo, soja y linaza y los pescados de agua salada como el salmón y la caballa. Se ha podido comprobar que una cantidad mayor de pescado en la dieta de los hipertensos reduce la presión arterial e influye positivamente sobre el nivel de grasa en la sangre. Por ello, es estrictamente necesario que el pescado esté incluido en el plan alimenticio del hipertónico. La composición grasa de los alimentos más importantes se recoge en la tabla de la página 104 y siguientes.

Es necesario que los aceites y otros alimentos con ácidos grasos poliinsaturados se protejan de la oxidación, puesto que si están oxidados pueden actuar como radicales libres. Esta protección es posible, entre otros métodos, mediante la adición de vitamina E.

Purinas

Las purinas se originan en el organismo y también se aportan con la alimentación. A partir de ellas se forma ácido úrico que es posteriormente eliminado por los riñones. El incremento del ácido úrico en la sangre (hiperuricemia) puede dar lugar en última instancia a gota con artritis dolorosa.

Debe evitar el consumo de asaduras y productos derivados (p. ej., embutidos), no sólo por la purinas sino también por el casi siempre elevado contenido de colesterol.

Las alteraciones del metabolismo de las purinas con incrementos del ácido úrico pueden aparecer junto con la hipertensión arterial. Durante el tratamiento con diuréticos se diagnostican a menudo dichos incrementos del ácido úrico. También pueden aparecer cuando se reduce el peso corporal. La ingesta de alcohol favorece la producción de ácido úrico. Ricos en purinas son, sobre todo, las asaduras, el extracto de carne, el caviar, otras huevas de pescado, las sardinas en aceite, las anchoas, el pescado ahumado y ciertas conservas de pescado.

Fibra

Las fibras no se digieren, o únicamente se digieren en una proporción mínima, pero son importantes para la regulación de la digestión y de la actividad intestinal. Las fibras se componen en gran parte de fibras vegetales, p. ej, de la celulosa. Su función es frenar la absorción de colesterol en el intestino. Una alimentación rica en fibra reduce la presión arterial (aún no se ha investigado el porqué), además proporcionan una sensación de saciedad, sin proveer calorías. Alimentos ricos en fibra son, principalmente, los productos integrales derivados de los cereales, las verduras, como guisantes, judías y col y también las frutas, sobre todo fruta seca.

La adaptación a una alimentación vegetariana da lugar a una disminución de la presión arterial. La causa no está completamente clara; seguramente influye una diversidad de factores: Alto porcentaje de fibra, mayor aporte de potasio y menor de sal. No tiene que seguirse una dieta puramente vegetariana, si bien se recomienda encarecidamente llevar una alimentación rica en frutas y verduras.

Oligoelementos

Los oligoelementos sólo se presentan en el organismo humano en pequeñas cantidades, si bien son vitales. Entre ellos se encuentran el hierro, el cinc, el manganeso, el cobre, el selenio, el cromo, el molibdeno, el cobalto, el yodo y el flúor. En caso de una alimentación poco variada, pueden aparecer síntomas de deficiencias, normalmente en el caso del hierro, el yodo y el flúor. Una carencia de hierro produce alteraciones en la formación de la sangre; la carencia de yodo, alteraciones del funcionamiento de la glándula tiroides; la carencia de flúor, la predisposición a padecer caries dental. Para evitar la hipertensión, existen otras sustancias que desempeñan un papel fundamental, las cuales pueden aparecer también en el organismo en cantidades mínimas, pero son tóxicas. Éstas son plomo, cadmio y mercurio, que pueden dar lugar a incrementos de la presión arterial debido a lesiones renales. Las intoxicaciones crónicas pueden estar causadas por las condiciones de trabajo o bien por la ingesta de agua proveniente de tuberías viejas de plomo.

Antioxidantes

También deben tener en cuenta estas sustancias a la hora de configurar una dieta saludable. No actúan directamente sobre la presión arterial, pero frenan la formación de radicales libres, que, entre otras cosas, trasforman el colesterol LDL en su forma oxidada y tienen un papel causal en la aparición de arteriosclerosis (véase la página 49). En este grupo se incluyen algunas vitaminas como el precursor de la vitamina A, el beta-

Para evitar malentendidos: Las vitaminas no forman parte de un tratamiento hipotensivo, si bien, dentro de una alimentación óptima deberían considerarse ciertos factores de prevención.

Alimentos que deben tenerse en cuenta para un aporte de grasa óptimo, respetando la reducción de colesterol y el aporte de ácidos grasos no saturados

El aporte diario de grasa debería ser inferior a 70 gramos y en una proporción de un tercio en cada caso de ácidos grasos (AG) saturados, no saturados y poliinsaturados. El aporte diario de colesterol debería ser inferior a 300 miligramos, en caso de dietas bajas en colesterol, inferior a 200 miligramos.

Alimento	Cantidad en g	kcal	Grasa en g	AG sat. en g	AG no sat. simple en g	AG poliinsat. en g	Colesterol en mg
Grasas y aceites vegetales							
Aceite de oliva	10	90	10	1,3	7,4	0,9	<0,1
Aceite de girasol	10	90	10	1,1	2,1	6,3	0,5
Aceite de colza	10	90	10	0,8	5,9	2,9	<0,1
Aceite de cardo	10	90	10	0,9	1,2	7,5	0,0
Aceite de linaza	10	90	10	0,9	1,7	6,9	0,5
Aceite de nueces	10	90	10	0,9	1,6	7,1	<0,1
Aceite de maíz	10	90	10	1,3	2,9	5,3	<0,1
Aceite de coco	10	90	9,9	8,7	0,7	0,2	0,1
Grasas animales							
Mantequilla	10	75	8,3	4,8	2,3	0,3	24,0
Manteca	10	90	10	6,1	2,9	0,4	34,0
Grasa de cerdo	10	90	10	3,9	4,5	1,1	9,0

Pescado/Mariscos							
Anguila	100	280	24,5	5,7	11,5	3,2	164
Trucha	100	100	2,7	0,5	0,7	1,0	56
Lucioperca	100	83	0,3	0,1	0,1	0,1	36
Carpa	100	115	4,8	0,9	2,3	1,1	75
Salmón	100	200	13,6	2,9	5,5	2,6	44
Caballa	100	182	11,6	3,4	4,7	2,6	76
Bacalao	100	74	0,6	0,1	0,1	0,2	62
Mero	100	101	2,3	0,4	0,8	0,7	50
Arenque	100	230	17,8	3,3	8,8	4,2	77
Abadejo	100	73	0,6	0,1	0,1	0,2	62
Lenguado	100	83	0,6	0,1	0,1	0,2	50
Atún	100	226	15,5	4,1	4,1	4,6	100
Gamba	100	87	1,4	0,5	0,3	0,3	140
Calamar	100	73	0,9	0,4	0,1	0,1	60
Carne							
Pollo asado	100	165	9,6	2,6	3,0	2,5	100
Pechuga pavo	100	105	1,0	0,4	0,2	0,2	60
Carne magra de cerdo	100	104	2,0	0,8	1,0	0,1	70
Chuleta de cerdo	100	190	13,8	5,8	6,4	1,0	70
Filete de ternera	100	120	4,0	1,8	1,8	0,2	70
Hígado	100	124	4,5	1,6	0,7	1,1	350

Alimento	Cantidad en g	kcal	Grasa en g	AG sat. en g	AG no sat. simple en g	AG poliinsat. en g	Colesterol en mg
Productos lácteos, huevos							
Leche (3,5%)	200	128	7,0	4,2	2,0	0,2	22
Leche UHT (1,5%)	200	94	3,0	2,0	0,8	0,2	10
Nata	20	60	6,0	3,6	1,8	0,2	21
Nata agria	20	24	2,0	1,1	0,5	0,1	10
Queso (60%)	20	76	7,0	4,1	1,8	0,2	20
Queso (30%)	20	43	2,7	1,8	0,7	0,1	8
Blanquillo	(1 unidad)	90	6,6	1,7	2,5	0,9	206
Frutos secos							
Cacahuete	20	120	10,0	1,4	4,4	3,0	<0,5
Avellana	20	130	12	0,9	9,6	1,3	<0,5
Almendra	20	115	11	0,9	7,4	2,0	<0,5
Nuez	20	130	12,0	1,4	2,0	8,2	<0,5

caroteno, la vitamina C y la vitamina E. Perteneciente al grupo de la vitamina B, el ácido fólico hace que la homocisteína, que actualmente se considera un factor de riesgo, se reduzca mucho más rápido.

Tener en cuenta los componentes

Es muy posible que se dé una carencia de vitaminas si se practica una dieta poco variada que no incluye alimentos frescos, ya que en períodos de almacenamiento largos o al preparar la comida, sobre todo al cocinar, se destruyen vitaminas. Además, son importantes las sustancias aromatizantes y colorantes de origen vegetal, como carotenoides, p. ej., la licopina en los tomates, o flavonoides, p. ej., el polifenol (quercetina) en el zumo de uva o en el vino tinto (véase la página 110).

Finalmente, debe mencionarse la coenzima Q10, que pertenece a las ubiquinonas y puede formarse en el organismo humano o bien ingerirse con la alimentación. Se encuentra en las aves y otros tipos de carne, así como en algunas plantas. Los primeros estudios revelan un efecto ligeramente hipotensivo.

Alicina

La alicina es una sustancia activa presente en los ajos o bien en los preparados que contienen ajos. Se ha comprobado que tiene un ligero efecto hipotensivo y probablemente también reductor del colesterol e influye de forma positiva en la fluidez de la sangre. Se recomienda su consumo siempre que se disfrute de su sabor y su olor no moleste. En este sentido también es importante que el ajo no sustituya en ningún caso la terapia medicamentosa, sino que la complemente.

Además, en las farmacias y otros establecimientos se ofrecen numerosos remedios saludables, en la mayoría de los casos de origen vegetal, que tienen un efecto normalizador de la pre-

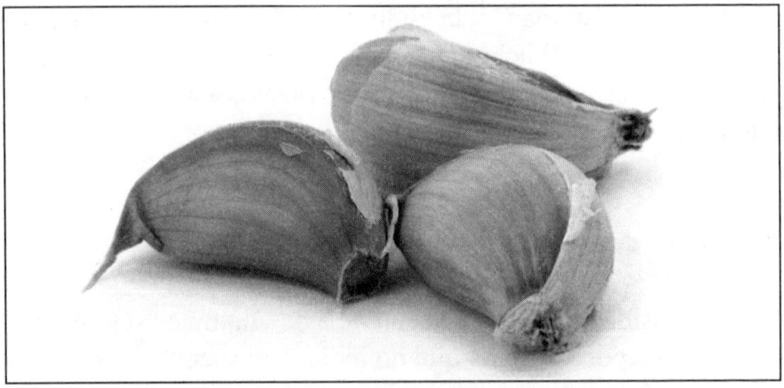

Se dice que el ajo frena el envejecimiento de los vasos sanguíneos y mantiene la fluidez de la sangre.

sión arterial. No obstante, éstos nunca sustituirán el tratamiento hipotensivo prescrito por el médico, así como tampoco las medidas no medicamentosas descritas anteriormente. Si desea tomar un preparado concreto, previamente deberá consultar siempre a su médico.

Nicotina y otros estimulantes en caso de hipertensión arterial

Con relación al hábito de fumar, en especial tabaco, existe una consideración básica: Se ha constatado claramente mediante toda una serie de estudios científicos que los fumadores de cigarros tienen una esperanza de vida menor que los no fumadores de grupos comparables. La causa radica en el riesgo mayor al que están sometidas las personas del primer grupo de sufrir enfermedades cardiovasculares o cáncer de pulmón. Otro cuadro clínico frecuente en los fumadores es la bronquitis crónica. La nicotina que contiene el tabaco es un veneno para las arterias. Incluso en muy pequeñas cantidades produce una vasoconstricción y, en consecuencia, un problema de circulación sanguínea. Este efecto perjudica también a las arterias coronarias. No es necesario seguir aclarando porqué el hábito de fumar, si existe una enfermedad cardiovascular como la hipertonía, tiene un efecto negativo sobre la evolución de la enfermedad y debe desaconsejarse encarecidamente en el caso de los hipertensos.

Para muchos fumadores, las crisis de abstinencia son la excusa para no dejar de fumar. Éstas disminuyen tras los primeros días y desaparecen considerablemente transcurrida una semana.

El riesgo de aparición de una enfermedad concomitante es manifiestamente mayor que el simple resultado de la suma de ambos factores (fumar e hipertonía) y resulta más difícil de tratar con éxito mediante una terapia medicamentosa. Esto es aplicable en general a todas las variedades, incluso si el «placer» de fumar puros o pipa parece menos perjudicial que el hábito de fumar cigarros.

Café y té negro

Como se sabe, estas bebidas incluyen la cafeína como sustancia activa. La cafeína produce varios efectos: por un lado, el efecto estimulante (también sobre la actividad cardíaca); por el otro, dilata los vasos sanguíneos y favorece la eliminación de orina. El efecto estimulante mencionado puede dar lugar a un incremento de la presión arterial, que se normaliza generalmente gracias a la dilatación arterial. Debido a la posible subida de la presión arterial, antes se acostumbrada a prohibir el disfrute de café y té a los hipertensos. Actualmente, se es más tolerante en este sentido (a excepción de los casos de hipertensión severa no tratada). Para los hipertensos sometidos a una terapia medicamentosa bien ajustada, no existen consideraciones en contra de un disfrute moderado del café o té. En este sentido, es impor-

Los hipertensos tratados y controlados pueden disfrutar del café de forma moderada (siempre que los problemas gastrointestinales no requieran su limitación), si el propio paciente siente placer con su consumo. En ningún caso deben saltarse las fases de descanso necesarias mediante el consumo de café.

tante saber cómo la persona concreta responde a dichas bebidas. Si el efecto estimulante es especialmente marcado, será mejor que prescinda de su consumo. Por otra parte, las «dificultades para arrancar» por las mañanas de los hipertensos tratados pueden vencerse con café o té. En este caso, el aumento de la circulación sanguínea de los órganos debe considerarse un efecto positivo.

Alcohol

El consumo moderado de alcohol tiene un efecto positivo sobre las enfermedades cardiovasculares, pues aumenta el colesterol «bueno» o colesterol HDL. En el vino tinto se han encontrado sustancias, como el flavonoide o el polifenol, que muestran un efecto antioxidante. Así pues, si de vez en cuando disfruta de una copa de vino tinto u otras bebidas alcohólicas en pequeñas cantidades, este hábito puede tener incluso efectos positivos sobre su esperanza de vida. No existen argumentos en contra de un consumo moderado de alcohol, si no están presentes enfermedades orgánicas que lo desaconsejen o si no existe el peligro de adicción.

Como límite superior se recomiendan 20 gramos por día para las mujeres y 30 gramos por día para los hombres, si bien la ingesta de alcohol no debería ser diaria.

Cuidado en caso de tomar de medicamentos

Es necesario hacer referencia aún a dos puntos fundamentales: En primer lugar, las bebidas alcohólicas tienen un elevado contenido calórico. No debe subestimarse este hecho teniendo en cuenta la importancia que tiene el peso corporal en el pronóstico de los hipertensos. En este sentido, los vinos más apropiados son los secos. En segundo lugar, el tratamiento medicamentoso de la hipertensión puede reducir la tolerancia frente al alcohol, es decir, aparece un fuerte cansancio o bien una disminución adicional de la presión arterial debido a la dilatación de los vasos condicionada por el alcohol. Si se consumen mayores cantidades de alcohol durante la terapia medicamentosa, la pre sión arterial puede bajar mucho y dar lugar a efectos secundarios.

Se vuelve a subrayar: Los hipertensos sólo pueden consumir alcohol de forma moderada y, exclusivamente, si no existen otros factores de riesgo como enfermedades orgánicas o peligro de adicción.

Resumen de los principios fundamentales

- La hipertensión no significa que tenga que seguirse una dieta especial, sino una alimentación saludable con reducción de la ingesta de sal. La pirámide alimenticia (véase la figura de la página siguiente) muestra qué cantidad de cada grupo de alimentos tendría que consumir.
- Debería disfrutar varias veces al día de productos derivados de los cereales (a ser posible, integrales). Lo mismo es válido para las frutas y verduras.
- También puede incluir la leche y los productos lácteos en la dieta diaria. En el caso de los quesos, deben favorecerse los tipos bajos en grasa. Una o dos veces por semana tomar pescado y no consumir cada día carne ni embutidos.

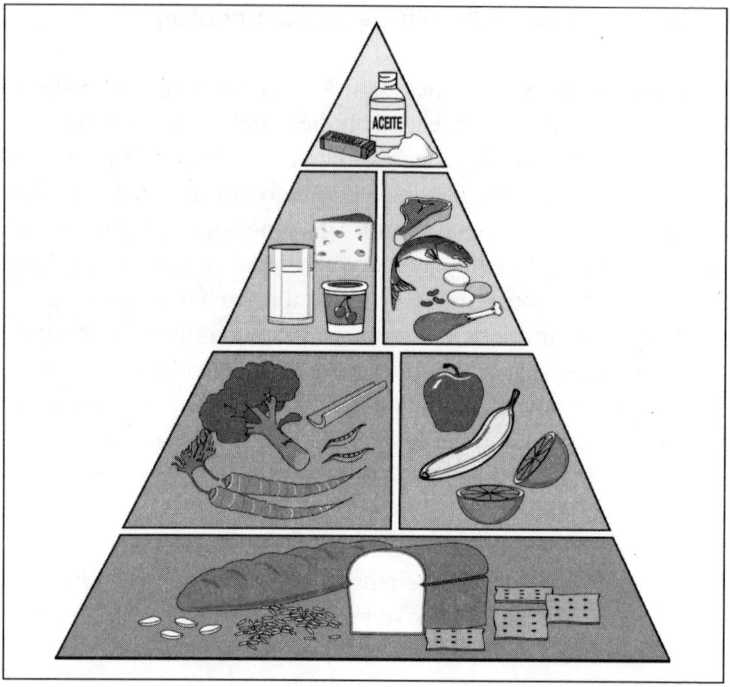

La pirámide alimenticia: La base de una alimentación saludable deberían formarla los productos derivados de los cereales como el pan, la pasta, el arroz o el muesli. La fruta fresca y las verduras se encuentran en la segunda posición, seguidas de los productos lácteos, el pescado, la carne y las aves. Los dulces o los productos con un elevado porcentaje de grasa deberían constituir la excepción.

- Ahorre en la utilización de grasas y opte por los aceites vegetales.
- Sustituya la sal por especias o hierbas aromáticas y utilice poca azúcar. El consumo de dulces deberían constituir una excepción.
- Beber líquidos en abundancia también es importante para los hipertensos. La cantidad será de un litro y medio al día, si su médico no establece otros valores indicativos específicos de la enfermedad.

- La ingesta de alcohol en pequeñas cantidades favorece el sistema cardiovascular. Debería optar por el vino tinto seco y no consumir más de 25 a 30 gramos de alcohol al día en el caso de los hombres o 15 a 20 gramos en el caso de las mujeres.
- Tiene que disfrutar de la comida; una configuración variada de la dieta y una preparación sabrosa y cuidadosa le ayudarán a conseguirlo. A ser posible, tómese tiempo para comer. Si modifica sus comidas de esta forma, es posible que pueda involucrar también a su entorno, en especial a su familia, aunque su presión arterial sea normal.

> Gran parte de lo explicado en estas páginas corresponde a la dieta mediterránea. En los países mediterráneos, p.ej., España, las enfermedades cardiovasculares se presentan con menor frecuencia que en los del norte de Europa.

Legítimamente podrá argumentar que muchas de las recomendaciones que se exponen aquí fracasan porque durante la semana, con el estrés laboral, el tiempo no es suficiente para entrar en la cocina y cumplir todas estar recomendaciones y, por tanto, la oferta de platos precocinados será bienvenida. Además, las personas que trabajan fuera de casa comen en los comedores de la empresa, donde no siempre se respetan los principios de una dieta saludable, si bien aquí también ha aumentado la variedad, incluso en los platos precocinados. Eventualmente, deberá compensar por la mañana o por la noche (o al día siguiente) los alimentos y bebidas que consumió al mediodía en el comedor de la empresa o durante otros compromisos profesionales.

Actividad y deporte

Una actividad física dosificada correctamente favorece el bienestar e incrementa la esperanza de vida. Esto también es aplicable a las personas con una presión arterial alta. Actualmente, la mayor parte de la población adolece de una falta de movimiento, puesto que, tanto en el ámbito laboral como en el privado, el trabajo físico y la actividad han sido sustituidos por los medios técnicos. Es cierto que aún existen grupos de profesionales que tienen que realizar un fuerte esfuerzo corporal, pero representan una minoría y, sin duda, no constituyen el grupo objetivo a quien van dirigidas nuestras recomendaciones relativas a una mayor actividad física. Las cuestiones más importantes con relación al tema «actividad» son: ¿Qué actividades físicas, qué deportes son adecuados para usted si su presión arterial es demasiado alta? ¿Por qué y cuándo se reduce la presión arterial? ¿Qué riesgos se asocian a las actividades deportivas?

> ! Debe consultar siempre a su médico con relación a su capacidad de carga. Lo importante no es la frecuencia de la carga física sino la regularidad, tanto en la vida cotidiana como al practicar deporte.

Someter el cuerpo a exigencias, pero de forma moderada

La capacidad de carga del cuerpo depende de la gravedad de la hipertensión y de la edad. Asimismo, es primordial saber si se están tomando también medicamentos hipotensivos. En cualquier caso, deberá consultar a su médico con relación a dicha capacidad de carga. En la mayoría de las ocasiones, se llevará a cabo un examen de carga, es decir, una ergonometría. Dicho examen facilita una estimación de cómo aumenta el nivel de presión arterial y el pulso en función del grado de carga y si existen indicios que apuntan a una alteración de la función o del ritmo cardíacos bajo condiciones de carga elevadas.

Una mayor actividad se consigue reforzando primero la propia «conciencia de buena salud». Así, resultará mucho más fácil configurar tanto la vida cotidiana de forma más activa, como practicar algún deporte regularmente.

En caso de una hipertensión leve sin que se hayan constatado enfermedades orgánicas, se recomienda una actividad deportiva regular (sobre todo en los pacientes más jóvenes). Un entrenamiento físico regular dosificado, del que se disfrute, ejerce casi siempre un efecto positivo sobre la presión arterial en estas formas de hipertensión. Dicho efecto parece a primera vista una paradoja, puesto que, tal y como se ha explicado anteriormente en la ergonometría, la carga corporal incrementa notablemente la presión arterial. La disminución de la presión tiene lugar en la fase final de reposo y, si se practica entrenamiento regular, también es duradera.

¿Por qué disminuyen los valores de presión arterial?

En particular, bajo una carga de resistencia, la musculatura se somete a un nivel de exigencia mayor y tiene que trabajar más, por lo que necesita consumir más oxígeno y nutrientes. A fin de garantizar un transporte rápido, se dilatan los vasos sanguíneos pequeños y las zonas de vasos sanguíneos por las que la sangre circulaba mal, vuelven a fluir mejor. Esto también se aplica al miocardio, siempre que se trate de una carga física regular dosificada correctamente.

Si los vasos se dilatan, se reduce la resistencia contra la que el corazón bombea y la presión arterial baja. Además, este tipo de actividad física modera la actividad del sistema nervioso simpático y, con ello, la cantidad de noradrenalina en la sangre, lo que también tiene un efecto hipotensivo.

Asimismo, la actividad física es saludable para los hipertensos también por otras razones. Debido al mayor consumo de nutrientes de la musculatura cuando trabaja, se aumenta el metabolismo, se queman más azúcares y grasas. Como consecuencia, se influye positivamente sobre las alteraciones del metabolismo glucídico y lipídico, la glucemia disminuye, así como también el colesterol LDL. Por su parte, el nivel de colesterol bueno HDL aumenta. El mayor consumo energético da lugar a la pérdida de peso.

Cualquier tipo de actividad influye positivamente sobre su organismo. Sin embargo, a la hora de elegir un tipo de deporte, debe dejarse aconsejar por su médico.

Finalmente, también debe apuntarse su influencia sobre el sistema de coagulación de la sangre. Los trombocitos muestran una menor tendencia a la aglutinación y los procedimientos de disolución de coágulos se activan. De esta forma, se previenen los problemas de circulación sanguínea.

Así puede mantenerse más activo

Deben tenerse en cuenta los criterios siguientes a la hora de valorar las actividades cotidianas o determinar qué deportes resultan más adecuados:

- Aplicación necesaria de fuerza.
- Tipo de fuerza aplicada.

- Duración de la carga.
- Esfuerzo físico o emocional.
- Experiencia motora previa de cada persona.
- Relevancia de la influencia positiva sobre otras enfermedades.

Ejemplos de la vida cotidiana

Se recomienda el uso de la bicicleta como medio de transporte en lugar del automóvil, pues ofrece una aplicación de fuerza dosificada y un desarrollo dinámico de la actividad durante un período

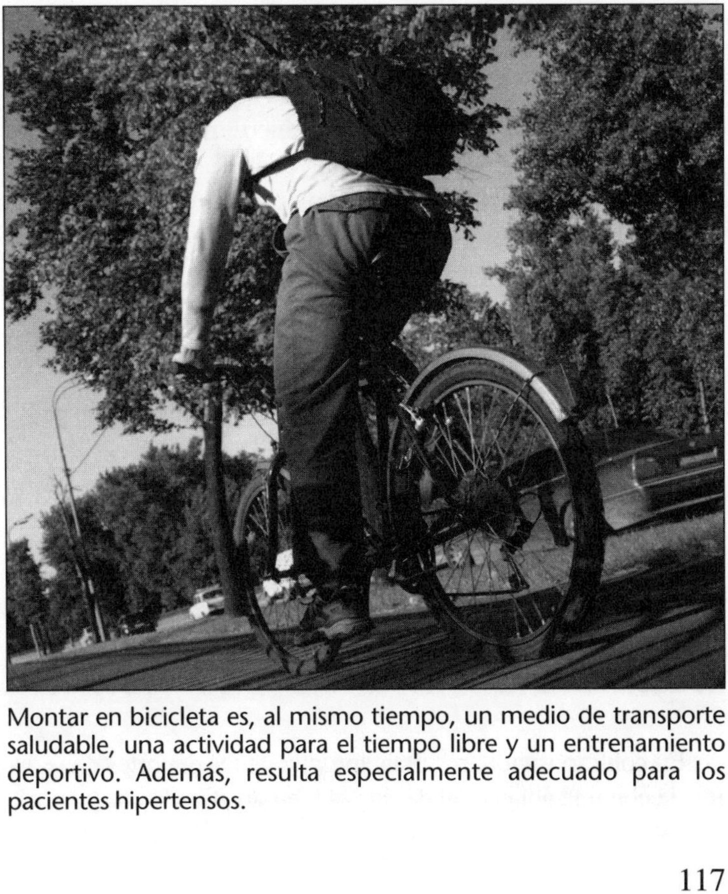

Montar en bicicleta es, al mismo tiempo, un medio de transporte saludable, una actividad para el tiempo libre y un entrenamiento deportivo. Además, resulta especialmente adecuado para los pacientes hipertensos.

de tiempo considerable. En el caso de existir problemas en la rodilla, montar en bicicleta también puede ser favorable, puesto que las articulaciones de la rodilla se mueven, casi en posición sentada, sin que exista una carga estática por el peso del cuerpo. Si se tienen en cuenta los componentes físicos y también los emocionales, es mejor montar en bicicleta en la naturaleza que en una gran ciudad; otra alternativa es utilizar una bicicleta ergonómica. De igual manera, puede contabilizar los trabajos que realice en su jardín como una actividad física positiva, siempre que se mantenga dentro de sus límites individuales y evite una subida de la presión arterial debido a un esfuerzo demasiado intenso.

Tenga cuidado al practicar deporte

Se desaconsejan todos aquellos deportes que implican esfuerzos repentinos y cortos, denominados estáticos, o bien estrés físico (p. ej., levantamiento de pesos, la mayoría de las disciplinas de la gimnasia con aparatos y del atletismo, deportes de lucha, como el boxeo o la lucha, etc.), y los deportes en los que es difícil determinar y dosificar uno mismo en todo momento el nivel de carga (p. ej., los deportes en equipo cuando se practican en serio).

> **!** Otras recomendaciones para la vida cotidiana son, por ejemplo, andar distancias cortas en lugar de utilizar el automóvil, subir escaleras en lugar de usar el ascensor y también limpiar ventanas o pasar la aspiradora. Debe sentirse bien durante cualquier actividad que realice en este sentido. En la tabla de la página 121 se detalla, en base a un ejemplo, cuántas calorías se pierden durante la realización las actividades cotidianas.

En contraposición, resultan apropiados los deportes de resistencia con una aplicación de fuerza bien dosificada como, p. ej., marcha rápida, senderismo, *jogging*, ciclismo, esquí de fondo (en llano) y, de forma limitada, también gimnasia, natación y deportes practicados con pelota. Asimismo, es importante que el tipo de deporte seleccionado nos proporcione la compañía de amigos y también relajación. Respecto a la natación, hay que añadir que no pueden descartarse por completo los mareos repentinos y breves con o sin terapia. Por ello, los hipertensos no deberían nadar solos en aguas profundas. Incluso para los pacientes que sufren una hipertensión de una gravedad superior se recomienda, y es necesaria para el equilibrio, la actividad física consistente en pasear, efectuar trabajos suaves de jardinería, etc. Queda prohibido por prescripción médica cualquier tipo de ejercicio físico cuando se trate de pacientes que sufren formas graves de hipertensión y presenten valores de presión arterial muy elevados que requieren tratamiento medicamentoso y aún no han sido ajustados lo suficiente desde el punto de vista terapéutico.

Evitar los sobreesfuerzos

Es difícil determinar objetivamente la presión arterial con los métodos de medición habituales mientras se realiza actividad física. Por ello, se recomienda controlar el pulso, ya sea con aparatos simples o palpándolo en la arteria carótida o en la muñeca. Al hacerlo, puede comprobar también si el pulso late de forma regular. Como regla práctica se aplica: El pulso bajo carga debería ser como máximo de 180 menos la edad. Además, tiene que ser capaz de conversar durante la actividad física, es decir, «andar sin resoplar». Si recibe un tratamiento con betabloqueantes para disminuir la frecuencia cardíaca, el pulso

> *Los baños de vapor bajan la presión arterial. Si disfruta de ellos, se siente bien y su médico no lo desautoriza, no existe ningún argumento en contra. Pero no realice baños de inmersión; el enfriamiento deberá ser progresivo.*

estará reducido y su incremento será menor. Por ello, serán aplicables valores límite inferiores para el pulso en situaciones de carga, es decir, de 10 a 15 pulsaciones menos.

Fisioterapia

Para el tratamiento de la hipertensión se recomienda toda una serie de métodos fisioterapéuticos como sauna, baños de ácido carbónico, masajes con cepillos, entre otros. Dichos métodos pueden mejorar la regulación vascular y, por tanto, ejercer una influencia muy favorable. En cualquier caso, su aplicación debe consultarse previamente con el médico. Debe evitar siempre el enfriamiento repentino que es habitual después de la sauna, ya que puede producirse una subida corta, pero excesiva de la presión arterial hasta valores de 300 mmHg que le perjudicaría considerablemente. El enfriamiento, por tanto, debe ser gradual y debajo de la ducha.

Otro factor de riesgo: el estrés

El estrés puede ocasionar hipertensión o bien favorecer su aparición (véase la página 134 y siguientes). De forma análoga a la alimentación, debe efectuar primero un balance de en qué medida el estrés juega un papel relevante en su vida y qué modificaciones pueden llevarse a cabo. No se puede imaginar una vida sin estrés, puesto que, gracias a la confrontación con las influencias positivas y negativas del entorno, se desarrolla tanto nuestro cuerpo como nuestra personalidad.

Eustrés y distrés

A menudo se distingue entre eustrés (estrés positivo) y distrés (estrés negativo), la diferencia está condicionada principalmente

Consumo calórico en diferentes situaciones de carga (en kcal por cada 30 minutos).

Actividad	*Consumo calórico*
Escribir en el ordenador	50
Andar (despacio)	55
Cocinar	90
Tocar el piano	80
Planchar	125
Gimnasia	130
Andar (rápido - hasta 5 km/h)	100
Marcha forzada	150
Bailar	160
Jugar al golf	170
Ir en bicicleta (15 km/h)	200
Tenis	220
Mover tierra con una pala	250
Esquí de fondo a nivel	280
Jogging (8 km/h)	300

por la reacción. Si puede reaccionar adecuadamente al estrés y solucionar el problema que se ha presentado (un ejemplo simple: satisfacción de la sed o el hambre), se trata de eustrés. El distrés, por su parte, influye negativamente sobre las enfermedades y tiene un efecto hipertensivo. En este caso, el problema carece objetivamente de solución (p. ej., pérdida de la pareja) o, por alguna razón, uno no es capaz de solucionarlo o cree que no es capaz de resolverlo (p. ej., dificultades laborales, conflictos familiares, problemas financieros, etc.). En el análisis de su situación, debe determinar en primer lugar si hay problemas corregibles que le crean un estrés crónico, por ejemplo, existencia de ruidos de diversa naturaleza, problema que puede solucionarse eliminando la fuente de ruido o, cuando menos, colocando un aislamiento.

Precisamente en la hipertensión, además de una actividad suficiente, es importante relajarse. Resultan apropiadas técnicas como el yoga o el taichi. Elija simplemente la que más le guste.

Estrés crónico

La resolución de conflictos que crean estrés crónico es más difícil. Para cada ser humano el estrés es un factor completamente individual: lo que para una persona representa estrés, para la otra carece de relevancia y no supone problema alguno. Por ello, no se puede utilizar prácticamente ninguno de los estudio sobre la relación entre estrés y presión arterial. Estamos hablando entonces de una valoración individual de problemas y conflictos, de la «actitud interior».

En consecuencia, analice sus propios pensamientos respecto a aquellos factores que le inquietan, le causan estrés e incrementan su presión arterial. Entonces, deberá preguntarse: ¿Es realmente importante lo que me inquieta y estresa? Quizás de este modo consiga tomar una actitud más serena frente a determinadas situaciones. Los conflictos solucionables deberían eliminarse, aun si hacerlo resulta desagradable en un primer momento.

No obstante, existen condiciones de vida y acontecimientos relacionados con el estrés que el afectado no puede modificar, o al menos no a corto plazo, como, por ejemplo, la pérdida del puesto de trabajo, las separaciones o el fallecimiento de una persona cercana, y que causan a menudo problemas físicos y pueden

Dado que la hipertensión es una enfermedad crónica, las actividades destinadas a controlar el estrés, p. ej., los métodos de relajación, practicadas sólo de vez en cuando no solucionan el problema. Para modificar el estilo de vida, deben practicarse regularmente, a ser posible junto con actividad física.

favorecer la aparición de hipertensión. Existen técnicas para controlar el estrés que ayudan a contrarrestar estos efectos.

Existe toda una serie de métodos de relajación que compensan las consecuencias del estrés físico y contienen elementos que disminuyen la presión arterial: entrenamiento autógeno, relajación muscular progresiva según Jacobson, qi gong, taichi, yoga y biofeedback. Elija simplemente el método que más se ajuste a sus gustos personales.

Estrés cotidiano

También la vida cotidiana, incluso en aquellos casos en que todo está bien organizado y no se rehuye la resolución de conflictos, nos tiene preparadas situaciones causantes de estrés, ya sea en el tráfico viario, en el trabajo, etc.

Cuando más estrés se sufra, más encarecidamente se le recomendará que lo equilibre, lo que redunda también en sus intereses personales. La actividad física es una de las mejores alternativas para reducir el estrés, si bien otras aficiones como la música o los trabajos artísticos también son una buena forma de equilibrarlo.

Únicamente tiene que participar de manera activa en la tarea que esté realizando. De vez en cuando puede permitirse descansar simplemente, sin tener que sentir remordimientos por ello.

Las vacaciones también relajan, si al elegir su destino tiene en cuenta lo siguiente: Que se ajuste lo más posible a sus preferencias personales, se reduzca el nivel de estímulos en comparación con la vida cotidiana, se mantenga el ritmo vital individual. Con relación al tema del clima, consulte con su médico.

El tratamiento con medicamentos

Hoy en día el médico tiene la suerte de poder prescribir a los pacientes hipertensos tratamientos profilácticos. El amplio abanico de medicamentos disponibles le permite seleccionar el preparado que mejor se adapte a las necesidades individuales de cada paciente o la combinación más adecuada de ellos.

Pasado y presente de los métodos terapéuticos

En los siglos pasados se aplicaban las sangrías a lo grande, tal y como constatan los tratados médicos contemporáneos y las representaciones artísticas. Se trataba de la única medida que, en caso de haber padecido un ataque de apoplejía o si su aparición era inminente, prometía un cierto éxito. Se habría una vena superficial del brazo y se extraía una gran cantidad de sangre (unos 500 milímetros e incluso más). Es comprensible que debido a la reducción del caudal de sangre que fluía por el sistema circulatorio, la presión dentro de dicho sistema disminuyera y también se redujera la congestión pulmonar existente. Sin embargo, este efecto positivo sólo es eficaz durante un período muy breve. Los sistemas de regulación del organismo reaccionan ante este descenso de la presión arterial manteniendo la presión mediante una vasoconstricción y la entrada de líquido del tejido a la vía sanguínea. Esto a la larga significa: El efecto hipotensivo sólo existe a corto plazo, para producirse posterior-

La reserpina, que antes era el remedio más importante contra la hipertensión, es uno de los componentes básicos de la Rauwolfia serpentina *que solía utilizarse en la medicina india tradicional para tratar el nerviosismo o las dificultades para dormir.*

mente un empeoramiento del suministro de oxígeno de las áreas orgánicas dañadas (p. ej., el cerebro), debido a la constricción de los vasos y la pérdida de sangre. Por esta razón, la sangría dejó de utilizarse hace mucho tiempo en el tratamiento de la hipertonía.

Resultados gracias a la investigación de medicamentos

El tratamiento a largo plazo con medicamentos se inició gracias al descubrimiento del efecto hipotensivo de la reserpina. Este remedio prácticamente ya no se usa, pues desde el año 1950 han aparecido muchos otros fármacos. Los grupos más importantes son los bloqueadores de los receptores beta, los bloqueadores de los canales de calcio, los inhibidores de la enzima conversora de angiotensina (inhibidor ACE), los antagonistas de angiotensina, los diuréticos y los bloqueadores de los receptores alfa.

Bloqueadores de los receptores beta

Este grupo de medicamentos tiene un efecto hipotensivo, puesto que se bloquea la transmisión de impulsos hipertensivos al sistema nervioso simpático. Los bloqueadores de los receptores beta resultan especialmente efectivos en el corazón y acostumbran a disminuir, además de la presión arterial, la frecuencia del pulso y el consumo de oxígeno. Se utilizan asimismo para el tratamiento de la enfermedad coronaria.

Bloqueadores de los canales de calcio

El calcio tiene un papel relevante para el funcionamiento del miocardio y también para las células musculares de la pared arterial que regulan la dilatación de las arterias. Un nivel de cal-

El objetivo del tratamiento médico es reducir la hipertensión. El médico decidirá en qué medida y con qué rapidez debe normalizarse la presión arterial.

cio elevado en dichas células estimula su contracción, es decir, su acortamiento, y de esta forma la constricción vascular. Los bloqueadores de los canales de calcio impiden la entrada de iones de calcio en esa célula, producen una dilatación vascular y, de esta forma, una bajada de la presión arterial. Asimismo, este grupo tiene un efecto favorable sobre los problemas de circulación sanguínea del corazón.

Inhibidores de la enzima conversora de angiotensina (inhibidor ACE) y antagonistas de angiotensina

En la página 15 se ha explicado que la angiotensina es una de las sustancias endógenas hipertensivas más efectivas y puede desempeñar un papel relevante en la aparición de la hipertonía y también en el desarrollo de enfermedades concomitantes. Los inhibidores ACE bloquean la formación de esta sustancia en el organismo, inhibiendo la enzima conversora. Paralelamente se impide la formación de sustancias vasodilatadoras. Los vasos sanguíneos se dilatan y la presión arterial baja. Los efectos descritos producen una descarga del corazón, por ello se utilizan también estos medicamentos en el caso de insuficiencia cardíaca. Los antagonistas de angiotensina funcionan de forma análoga, bloqueando el efecto de la angiotensina allí donde actúan.

Diuréticos

Como se ha mencionado anteriormente, por un lado, un aporte elevado de sal puede incrementar la presión arterial si se dan ciertas circunstancias y, por el otro, una alimentación baja en sal puede tener un afecto claramente favorable sobre la presión arterial alta.

Ahora bien, para el tratamiento de las enfermedades cardíacas y renales, que conllevan una retención excesiva de líquidos (formación de edemas) en el cuerpo, se han desarrollado fármacos que favorecen la suspensión acelerada de dichos edemas a través del riñón. Estos diuréticos denominados a menudo pastillas de agua provocan una mayor eliminación de orina, puesto que aumentan la eliminación de sodio, es decir, de sal en los riñones. Esto significa: Las reservas de sal en el organismo se reducen y, de esta forma, baja la presión arterial.

! Su médico le facilitará información más detallada acerca del campo de acción y los posibles efectos secundarios. Por lo demás, debe recurrir al prospecto que acompaña a cada medicamento; deberá consultar con su médico las preguntas que surjan al leer esta información específica sobre el fármaco.

Bloqueadores de los receptores alfa

De forma análoga a los bloqueadores de los receptores beta, estos fármacos influyen sobre la transmisión de los impulsos hipertensivos y vasoconstrictores en el sistema nervioso simpático, si bien actúan casi exclusivamente en los vasos sanguíneos. Su dilatación da lugar a una disminución de la presión arterial.

Objetivo y duración del tratamiento

El médico en cuestión elegirá el preparado que mejor se ajuste a las necesidades de cada paciente teniendo en cuenta diferentes aspectos (por ejemplo, el nivel de presión arterial, la causa del incremento de presión arterial, las enfermedades concomitantes, la edad, las condiciones de vida y la profesión del paciente).

En la mayoría de los casos será necesario suministrar una combinación de dos o más medios hipotensivos para conseguir el control óptimo del comportamiento de la presión arterial.

Alcanzar valores favorables a largo plazo

Obviamente, también en la duración del tratamiento con medicamentos existen diferencias individuales. Por principio, la incidencia de una presión arterial normalizada o reducida con medicamentos no significa que automáticamente vaya a mantenerse en ese nivel cuando se cese el tratamiento. La suspensión de la toma de medicamentos provoca, en la mayoría de los casos, una nueva subida de la presión arterial. Por ello, en el noventa por ciento de los hipertensos se requiere un tratamiento a largo plazo.

Este es sin duda uno de los mayores problemas de los pacientes, que tienen que hacerse a la idea de que deberá tomar pastillas en dosis diferentes durante un largo período e incluso a menudo durante toda la vida.

En este sentido, el paciente hipertónico se puede comparar con el diabético. Para este último, se da por supuesto que, una vez diagnosticada la enfermedad, deberá seguir una dieta estricta en los casos leves, y, en el resto de los casos, tomar pastillas diariamente o inyectarse insulina como terapia permanente, para así poder normalizar su esperanza de vida.

Tomar los medicamentos de forma correcta

Las pastillas deben tomarse regularmente. Sin indicación médica no debe suspenderse el tratamiento. Una toma irregular pone

> **!** En numerosos estudios científicos internacionales se ha comprobado claramente que un tratamiento hipotensivo consecuente protege al hipertenso frente a ciertas complicaciones como, por ejemplo, los ataques apopléjicos.

en peligro al paciente y reduce el efecto de los preparados hipotensivos. Cuando la presión arterial haya presentado valores normales durante aproximadamente un año, el médico intentará reducir la dosis de los medicamentos hipotensivos y, eventualmente, poner fin a la terapia medicamentosa. Se puede esperar que en aquellos pacientes que siguen la terapia prescrita de forma consecuente pueda modificarse antes la dosis. En la mayoría de los casos, el médico considerará positivo e importante que el paciente controle por sí mismo su presión arterial. También esta decisión dependerá del tipo de hipertensión, del nivel de presión arterial, de la amplitud de las oscilaciones, así como de la actitud física del paciente respecto a su enfermedad. La automedición puede facilitar al médico datos valiosos acerca del desarrollo de la presión arterial en el ámbito doméstico del hipertenso, independientemente de la situación excepcional que representa la visita a la consulta médica.

Efectos secundarios de los medicamentos

Muchos pacientes que deben tomar medicamentos hipotensivos durante un largo período se preguntan acerca de los posibles efectos secundarios del fármaco. Especialmente en los medios de comunicación se advierte una y otra vez que la ingesta continuada de pastillas puede ser perjudicial. Cuando se señalan los perjuicios causados por los medicamentos, se está hablando de prevenir el mal uso incontrolado de fármacos, no comparable con el tratamiento contra la hipertensión arterial. En este caso, se trata de un tratamiento controlado y supervisado médicamente. No obstante, no debe obviarse que también los medicamentos hipotensivos pueden dar lugar a efectos secundarios no deseados. Con frecuencia aparecen molestias al inicio del tratamiento medicamentoso tales como mareos leves, dolores de cabeza y fatiga, es decir, síntomas que puede originar la propia enfermedad.

Si se sienten dichas molestias al principio de un tratamiento medicamentoso a largo plazo, no debe interrumpirse la toma de los medicamentos siguiendo criterios propios. Hable con su médico acerca de estas molestias, pues sólo él podrá decidir si debe suspender, reducir la dosis o bien probar otro medicamento.

Con frecuencia, los pacientes no cumplen estrictamente las prescripciones médicas. Este hecho se constata en especial en los hipertensos que no padecen molestias, quienes a menudo no entienden la necesidad de tomar pastillas regularmente, puesto que no se sienten enfermos.

El cuerpo tiene que habituarse al medicamento

En algunos preparados ocurre que la presión arterial de pie se reduce más que la presión arterial en posición en posición tumbada. Cuando los estímulos hipertensivos sobre el sistema vascular disminuyen gracias al fármaco, este efecto también se nota en cierta medida al pasar de una posición horizontal a una vertical. Este efecto, en sí positivo (la presión arterial de pie de los hipertensos es generalmente mayor que la presión arterial en posición sentada), puede suponer al principio una dificultad para el paciente, que se exterioriza en una sensación de mareo, en particular al levantarse por la mañana. Por consiguiente, el paciente debe ser precavido en la primera fase de la terapia medicamentosa. No puede saltar de la cama por las mañanas, sino que necesariamente debe quedarse sentado en el borde de la

En el caso de que tenga planificado pasar unas vacaciones en el extranjero, deberá dejarse aconsejar por su médico sobre el destino y el medio de transporte que debe utilizar y llevar consigo una cantidad suficiente del medicamento en cuestión. Si va a volar, inclúyalo en su equipaje de mano, así se evitará complicaciones innecesarias.

misma durante unos minutos para dar tiempo a su organismo a que se adapte al cambio de posición corporal. Al tomar estos medicamentos, se recomienda no dormir plano, sino con el tronco algo más elevado, a fin de que la transición a la posición vertical resulte más fácil. Algunos preparados para la hipertensión ejercen un efecto tranquilizante. En muchos casos se trata de un efecto secundario no deseado. Algunos hipertensos se alteran fácilmente, entonces, un cierto efecto tranquilizante puede considerarse beneficioso. Si es muy marcado, es decir, provoca una clara reducción del rendimiento, puede conseguirse una mejora cambiando el medicamento. No obstante, este efecto acostumbra a notarse únicamente al inicio del tratamiento.

! Si durante un período prolongado se ha padecido una presión arterial muy alta, el organismo necesita un cierto tiempo hasta volver a ajustarse a valores de presión arterial más bajos, incluso normales. En este período pueden aparecer las molestias citadas.

Influencia sobre la sexualidad

En toda una serie de medicamentos hipotensivos pueden aparecer alteraciones de la función sexual en los pacientes masculinos. Se exteriorizan, por ejemplo, en una disminución del apetito sexual, un retraso o la ausencia de eyaculación o, raramente, una reducción de la potencia sexual. Esta modificación de las reacciones no significa que se haya producido una lesión de los órganos sexuales.

Dichos cambios remiten en todo caso cuando el médico interrumpe el tratamiento o cambia el medicamento. Aquellos pacientes que padecen los efectos antes mencionados, y para los que el cambio de la función sexual represente un problema, deben dirigirse con toda confianza a su médico. En la mayoría de los casos, una modificación del tratamiento combinado puede eliminar estos efectos no deseados. Las alternativas no medicamentosas para la reducción de la presión arterial, p. ej., mayor actividad, también tienen un efecto positivo.

No es cierto que los remedios hipotensivos causen impotencia como se puede escuchar a menudo en las conversaciones de los pacientes por los pasillos de los hospitales. Una hipertonía no tratada, el abuso de nicotina y alcohol provocan con mucha mayor frecuencia problemas sexuales.

Posibles modificaciones del metabolismo

Al tomar ciertos medicamentos que incrementan la eliminación de agua y sodio, pueden producirse modificaciones en el metabolismo. En este sentido, pueden verse afectados el metabolismo glucídico y el metabolismo del ácido úrico. Éstos últimos se manifiestan en una sintomatología análoga a la gota, es decir, el enrojecimiento y la inflamación de articulaciones.

Estos efectos secundarios remiten por completo cuando el tratamiento se interrumpe y se prosigue con otros medicamentos. El médico en cuestión puede reconocerlos a tiempo cuando realiza sus exámenes de control.

Combinación con una reducción de la presión arterial no medicamentosa

Todo paciente hipertenso que recibe un tratamiento farmacológico debería aprovechar también las alternativas no medicamentosas para la reducción de la presión arterial, pues los efectos de ambas formas de tratamiento se suman. Algunas cuestiones especiales relativas a dicha combinación se resumen en la tabla de la página 138.

Tratamiento efectivo de la hipertensión arterial

- Hoy en día, el tratamiento con fármacos hipotensivos es la terapia más efectiva para la hipertensión, pues da lugar a una reducción de la presión arterial y evita las complicaciones derivadas de la hipertonía.
- La mayoría de las veces se trata de un tratamiento medicamentoso a largo plazo.
- Los remedios hipotensivos pueden tener efectos secundarios no deseados en algunos pacientes, si bien no son comparables con las complicaciones graves y peligrosas para la vida que conlleva a largo plazo una hipertensión no tratada.
- La terapia con fármacos debe combinarse siempre con las alternativas de tratamiento no medicamentoso. La efectividad de los preparados hipotensivos aumenta y, de esta forma, se reduce la cantidad diaria de pastillas.

No interrumpa repentinamente la toma de medicamentos sin consultar antes a su médico, ya que pueden aparecer regulaciones de ajuste que podrían ponerle en peligro.

Hipertensión arterial en la tercera edad

En el conjunto de los estudios realizados en torno al tema «hipertensión arterial», se constata un incremento de la presión arterial sistólica y la diastólica en función de la edad. Esto es aplicable a la presión arterial sistólica hasta una edad de ochenta años, mientras que la diastólica aproximadamente a partir de los sesenta años no registra subidas e incluso baja algo su valor medio. De esto puede derivarse que, en las personas mayores a partir de los sesenta años, sólo el valor sistólico de presión arterial es elevado (la denominada hipertonía sistólica aislada). La causa radica en la pérdida de elasticidad de los vasos sanguíneos y en la mayor incidencia de modificaciones arteriosclerósicas.

También a partir de los sesenta años, la presencia continuada de valores de presión arterial elevados representa un riesgo mayor de padecer enfermedades concomitantes. Esto queda subrayado si se tiene en cuenta que la influencia de otros factores de riesgo, tales como alteraciones de metabolismo glucídico, sobrepeso e inactividad física, es probablemente menor en la tercera edad que en otras edades. En una gran proporción de los hipertensos de la tercera edad se trata, sin embargo, de una hipertensión arterial que ya estaba presente desde hace muchos años, por lo que en principio se puede partir de la base que los

> ! En el pasado se consideraba que el tratamiento medicamentoso en los pacientes hipertensos de edad avanzada debía ser más prudente debido a los posibles efectos secundarios. Hoy se sabe, en base a numerosos estudios, que precisamente los hipertónicos de la tercera edad sacan un mayor provecho de la reducción de la presión arterial con medicamentos, puesto que se disminuye, sobre todo, la frecuencia de aparición de los ataques de apoplejía.

Interacción entre los fármacos y la reducción no medicamentosa de la presión arterial.

Medidas no medicamentosas	*Efecto*
Disminución de sobrepeso.	Reducción de la dosis de medicamentos.
Reducción de un consumo excesivo crónico de alcohol.	Incremento de la eficacia de los fármacos.
Alimentación baja en sal.	Se intensifica la eficacia de la mayoría de fármacos; probablemente se reduzca el riesgo de un agrandamiento del corazón izquierdo adicional al efecto del medicamento.
Alimentación rica en potasio y magnesio.	Se compensan las posibles pérdidas de potasio y magnesio debido a los fármacos eliminadores de agua y sal (diuréticos); se puede intensificar la eficacia de los fármacos.
Entrenamiento físico	Bajo el efecto de los bloqueadores de los receptores beta el pulso es menor. Por ello su utilización es limitada a la hora de valorar el nivel de carga corporal; los bloqueadores de los receptores beta pueden reducir el rendimiento físico.
Dejar de fumar	La acción de los bloqueadores de los receptores beta puede intensificarse puesto que la nicotina (que ya no estará presente en el organismo) favorecía anteriormente la degradación de estos medicamentos en el hígado.

estados concomitantes de la hipertonía como, por ejemplo, los problemas de circulación sanguínea del corazón y del cerebro inciden con mayor frecuencia que en los pacientes más jóvenes.

Particularidades del tratamiento

En principio, son válidas las mismas recomendaciones que en la juventud y la edad madura. Sobre la terapia con fármacos en la tercera edad puede pesar el mayor porcentaje de efectos secundarios. Además, hay que tener en cuenta que las modificaciones de los hábitos de vida y comportamientos a una edad avanzada son más difíciles de materializar.

Alimentación

Los principios fundamentales de una dieta saludable son especialmente relevantes para las personas mayores (véase la página 78 y siguientes). Debe respetarse estrictamente una cantidad suficiente de líquido, puesto que la sensación de sed en las personas mayores se reduce. Las consecuencias son la falta de líquido en el organismo con alteraciones de la función renal, obstipación (estreñimiento) y problemas de circulación sanguínea debido al empeoramiento de la fluidez de la sangre.

En varios estudios se ha constatado que, precisamente en los hipertensos de mayor edad, una presión arterial normalizada previene las enfermedades concomitantes del sistema cardiovascular.

Sobrepeso

Con la edad, la relación entre presión arterial y peso corporal no puede comprobarse. Sin embargo, también en esta etapa debería intentarse normalizar el peso, no sólo para la regulación de la presión arterial, sino también en interés del esqueleto y de las articulaciones, de la función pulmonar y de la movilidad en general. La pérdida de peso debería ser progresiva, debiendo asegurarse también el aporte óptimo de nutrientes y minerales.

Sal

En la tercera edad, se debería ser menos estricto con la restricción del consumo de sal. Debe tenerse en cuenta que, si existe una reducción condicionada por la edad de la percepción del sabor de la sal y otras especias, una limitación estricta de la sal en la alimentación puede ocasionar alteraciones del apetito. En cualquier caso, se recomienda una dieta rica en potasio y magnesio.

Alcohol

El consumo de alcohol acostumbra a disminuir con la edad. En principio son válidas las mismas recomendaciones que en la juventud. También aquí ha de tenerse en cuenta los hábitos de vida adquiridos durante muchos años. Un aporte de alcohol de hasta 20 gramos al día debe considerarse inofensivo, si no existen otras enfermedades orgánicas o alcoholismo.

Actividad física

La actividad física a una edad avanzada tiene, aparte de la cuestionable acción hipotensiva, un efecto positivo sobre la salud en general y por ello debe aprobarse. Sin embargo, existen otros factores que limitan, a menudo, el nivel de actividad deportiva, por ejemplo, una movilidad limitada debido a molestias arteriales. No obstante, estos factores pueden representar un incentivo para que se prime la actividad general. Las preferencias personales y la experiencia previa son importantes a la hora de elegir entre las diferentes alternativas de actividad física. Aquellos ejercicios que, aparte de mantener en forma el sistema cardiovascular, ejercitan la coordinación y otras habilidades corporales, educan también las funciones mentales.

Si se empieza por primera vez un programa de entrenamiento a una edad avanzada, se recomienda comprobar su capacidad de carga mediante una ergonometría y luego fijarla con su médico.

> **!** Las técnicas orientales, como qi gong o taichi, aúnan la carga física dosificada con alternancias de tensión y distensión y resultan especialmente adecuadas para las personas mayores.

Tratamiento medicamentoso

Con la edad, la terapia medicamentosa hipotensiva requiere controles más exhaustivos de la presión arterial y las funciones orgánicas. Entre ellos, se incluyen obligatoriamente la medición de la presión arterial en posiciones corporales diferentes (incluida la presión arterial estando de pie) y, a ser posible, el control por medio de automediciones o mediciones realizadas por algún miembro de la familia.

Resumen de las medidas preventivas

La lucha contra la presión arterial es una de las tareas médicosociales primordiales. Se debe conseguir que el porcentaje de hipertensos sin diagnosticar siga disminuyendo y que, en todos los casos, se lleve a cabo un tratamiento adaptado al cuadro clínico individual. Actualmente, se puede hacer mucho en aras de la prevención, aunque no se puede evitar la aparición de hipertonía en todos los casos. Ya se han mencionado y explicado anteriormente los factores que juegan un papel relevante en la incidencia de hipertonía y, en general, favorecen el desarrollo de enfermedades cardiovasculares:

- Consumo elevado de sal y grasa.
- Sobrepeso.
- Fumar.
- Abuso de alcohol.
- Bombardeo de estímulos, tratamiento erróneo de situaciones de estrés.
- Inactividad física.

Estos factores serán más relevantes cuanto antes entren a formar parte de la vida de una persona. Si se eliminan estos riesgos, no puede excluirse por principio el desarrollo de una presión arterial alta; sin embargo, el riesgo de enfermar y sufrir las consecuencias de la hipertensión se reduce. Ahora más que nunca debe intentarse ya desde la niñez, y sobre todo en familias en las que se han presentado casos previos de presión arterial alta, corregir estos factores negativos y desarrollar hábitos de comportamiento saludables. En muchos países existen asociaciones y fundaciones que luchan contra la hipertensión arterial y dedican sus esfuerzos a la mejora del diagnóstico precoz de la hipertonía y la asistencia a los hipertensos. Aparte de actividades científicas, las publicaciones forman parte de sus tareas fundamentales. Los seminarios para pacientes ofrecen la posibilidad de obtener información adicional y debatir problemas relacionados con la hipertensión que afectan al individuo. En este sentido, también contribuyen los grupos de autoayuda, asesorados por dichas asociaciones, que ayudan a modificar el estilo de vida con actividades colectivas.

Asociaciones de información y ayuda

A continuación se detalla una lista de direcciones de Internet de asociaciones de ayuda y soporte a los afectados de hipertensión y enfermedades relacionadas con ella a las que se puede dirigir para solicitar información.

American Society of Hypertension, Inc. (ASH):
http://www.ash-us.org

European Society of Hypertension:
http://www.eshonline.org

Grupo de Hipertensión Arterial de la AGAMFEC:
http://www.fisterra.com/guias2/hipertension_arterial.asp

Sociedad Andaluza de Hipertensión Arterial (SAHTA):
http://www.sahta.com

Sociedad Argentina de Hipertension Arterial:
http://www.saha.org.ar

Sociedad Asturiana de Hipertensión y Riesgo Cardiovascular (SAHRVA):
http://www.sahrva.com

Sociedad Canaria de HTA (SCH):
http://www.socanariahta.org/socanariahta/index.html

Sociedad Cántabra de Hipertensión (SCH):
http://www.sahta.com

Sociedad Castellano-Manchega de Hipertensión:
http://www.seh-lelha.org/scastmanche.htm

Sociedad de Hipertension Arterial y Riesgo Cardiovascular del País Vasco (EUSTEN):
http://www.eusten.org

Sociedad Española de Hipertensión. Liga Española para la lucha contra la hipertensión arterial (SEH-LELHA):
http://www.seh-lelha.org

Sociedad Latinoamericana de Hipertensión:
http://www.lash-hipertension.org

Sociedad Murciana de Hipertensión Arterial y Riesgo Cardiovascular:
http://www.smuhta.org

Tablas de referencias

Se recomiendan los valores siguientes para la presión arterial normal y alta.

Categoría	Sistólica	Diastólica
En la consulta médica		
Óptima	<120	<80
Normal	<130	<85
«Aún normal»	130-139	85-89
Hipertensión moderada	140-159	90-99
Hipertensión normal-alta	160-179	100-109
Hipertensión severa	≥180	≥110
Automedición y valor medio diario de la medición durante 24 horas		
Normal	<135	<85

Idoneidad de cada deporte en caso de presión arterial alta	
Deportes adecuados	Marcha rápida, carrera de resistencia (*jogging*), senderismo, ciclismo, esquí de fondo (en llano), bicicleta ergométrica, deportes practicados con pelota como el golf o el tenis de mesa.
Deportes menos adecuados (puesto que la carga no siempre puede controlarse)	Natación, remo, gimnasia dinámica, tenis, deportes de equipo como voleibol o fútbol (¡las competiciones quedan excluidas!).
Deportes o ejercicios inadecuados (puesto que se produce un aumento de la presión y/o un considerable desarrollo repentino de la fuerza)	Todas las disciplinas de atletismo a excepción de andar y correr (¡sin carácter competitivo!), culturismo, deportes de fuerza como el levantamiento de peso, incluyendo también los ejercicios de halterofilia y fortalecimiento de músculos, deportes con gran carga y esfuerzo como el *squash* o el baloncesto, deportes de lucha como p. ej., el boxeo, subir por una cuerda, flexiones sobre las manos, ejercicios de tracción, flexión de rodillas.

Uno de los métodos más eficaces para bajar la presión arterial consiste en eliminar el sobrepeso. Si se pierde un kilogramo de peso, la reducción de la presión arterial es de 2 mmHg. El primer paso que deberá efectuar es valorar su peso conforme al índice de masa corporal (IMC, en sus siglas inglesas BMI): Con ayuda de una regla, trace una recta entre el valor que indica su peso y el valor que indica su estatura; en la línea central podrá consultar su IMC.

Análisis de los valores de IMC

IMC	Clase de peso
<20	Peso insuficiente
20,0-24-9	Peso normal
25-29,9	Sobrepeso
30,0-34,9	Obesidad (adiposis)
35,0-39,9	Obesidad premórbida (adiposis)
≥40,0	Obesidad mórbida (adiposis patológica)

Bibliografía del autor

Liga alemana para la Lucha contra la Hipertensión Arterial (*Deutsche Hochdruckliga*) (Hg). *Bluthochdruck – Empfehlungen für Betroffene,* 4ª edición, Heidelberg, 2002.

Liga alemana para la Lucha contra la Hipertensión Arterial (*Deutsche Hochdruckliga*) (Hg). *Bluthochdruck und kardiovaskuläre Risikofaktoren. ein Leitfaden für Arzt-Patienten-Seminare,* Heidelberg, 1998.

Fronek, H. *Cholesterin. Die Blutfettwerte natürlich senken,* Südwest Verlag, Munich, 2002.

Krüger, A., Elmadfa, I., Aign, W. y Muskat, E. *Die große GU Nährwert-Kalorien-Tabelle 2002/03*, Gräfe und Unzer, Munich, 2001.

Lange, E. *Diabetes Typ 2. Schnelle Rezepte, die wirklich helfen,* Südwest Verlag, Munich, 2002.

Röcker, A. E. *Übungseinheiten Yoga,* Südwest Verlag, Munich, 2001.

Steffny, H. y Pramann, U. *Perfektes lauftraining,* Südwest Verlag, 16ª edición, Munich, 2002.

Szwillus, M. *Cholesterinarm genießen,* Südwest Verlag, 2ª edición, Munich, 2001.

Wolf, U. y Neumann, B. *Das Antistress-Buch,* Südwest Verlag, 3ª edición, Munich, 2001.

Bibliografía en español

AA. VV. *Controlar la sal: dietas bajas en sal y consejos para controlar la hipertensión,* RBA Libros, Barcelona, 1999.

AA. VV. *Tabaco, hipertensión y órganos diana,* Espaxs, S.A. Publicaciones Médicas, Barcelona, 1999.

Alegría Ezquerra, Eduardo. *Manual de hipertensión arterial,* Acción Médica, Madrid, 2006.

Aranda Lara, Pedro. *Hipertensión y riesgo cardiovascular en la mujer,* Internacional de Ediciones y Publicaciones, Madrid, 2000.

Coca, Antonio. *Hipertensión en el paciente joven no controlado,* Glosa, Barcelona, 2005.

Coll de Tuero, Gabriel. *Hipertensión en el paciente díabético,* Glosa, Barcelona, 2004.

Córdoba García, R.; Coll de Tuero, G.; Pérez Villarroya, J. C. *Diagnóstico y tratamiento de la hipertensión arterial en situaciones especiales,* Masson, Barelona, 2000.

Cuerda, C.; Divisón, J. A. *Obesidad e hipertensión arterial,* Nexus Médica, Barcelona, 2005.

Delavón Wichmann, M.; Bayó Llibre, J. *Hipertensión arterial. Guía práctica,* Edide, Barcelona, 1999.

Guerrero Molina, P.; Pérez Borbujo, J. J.; Rivera-Guzmán, F. J. *Hipertensión arterial en la tercera edad,* MBP Nuevas tecnologías, Córdoba, 2005.

Hergueta García de Guadiana, G. *Guía de hipertensión arterial,* Capitel Ediciones, Las Rozas, 2002.

Hricik, Donald M.; Wright, Jackson T.; Smith, Michael C. *Secretos de la hipertensión arterial,* Elsevier España, Madrid, 2003.

Lovell-Smith, David. *Cómo curar la hipertensión sin fármacos: técnicas para serenarse y recuperar el equilibrio cuerpo-mente,* RBA Libros, Barcelona, 2003.

Luque, Otero, M. *Combinaciones terapéuticas en hipertensión arterial,* Momento Médico Iberoamericana, Madrid, 2000.

MacGregor, G. A.; Kaplan, N. M. *Hipertensión,* J&C Ediciones Médicas, Barcelona, 1999.

Macías Núñez, J. F. *Hipertensión en el anciano,* Glosa, Barcelona, 2001.

Mediavilla-Tris, G.; Ocharan Corcuera, J. J.; Ruiz de Gauna López, R. *Hipertensión arterial, obesidad y diábetes,* Ocharan Corcuera, José Julián, Bilbao, 2002.

Mensah, George A. *Hipertensión clínica,* McGraw-Hill-Interamericana de España, Madrid, 2002.

Miralpeix Jubany, Assumpta. *Comer bien con hipertensión,* Nuevas Ediciones de Bolsillo, Barcelona, 2006.

Pickering, T. G. *Buenas noticias sobre hipertensión arterial,* Ediciones Granica, Barcelona, 2001.

Purroy Unanua, A.; Honorato Pérez, J. *Hipertensión arterial,* Editorial Everest, Barcelona, 2002.

Ribó Crusat, Francesc. *Hipertensión ¿por qué es importante contralarla?: guía práctica,* Ediciones Mayo, Barcelona, 2004.

Índice alfabético

Índice